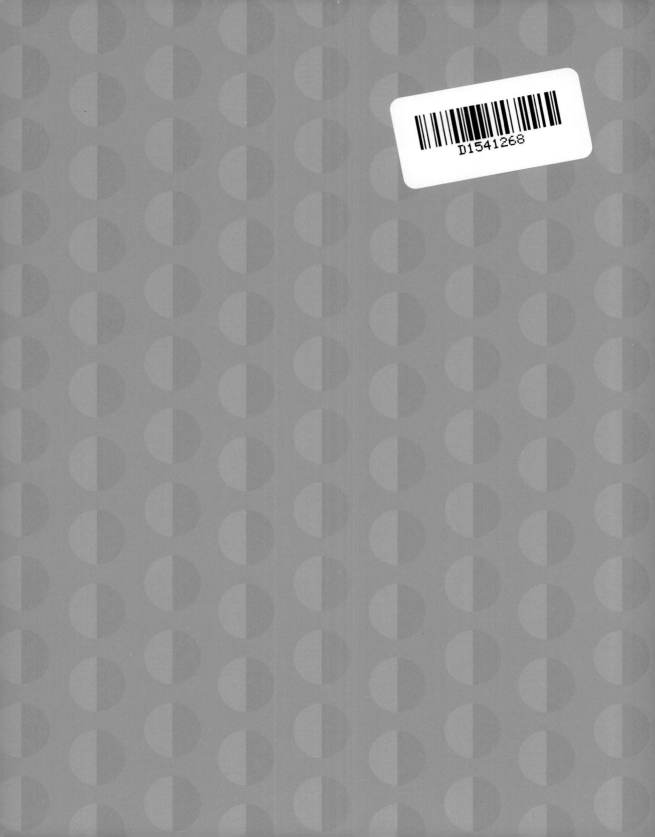

50 ESTRUCTURAS Y SISTEMAS

DE LA ANATOMÍA HUMANA

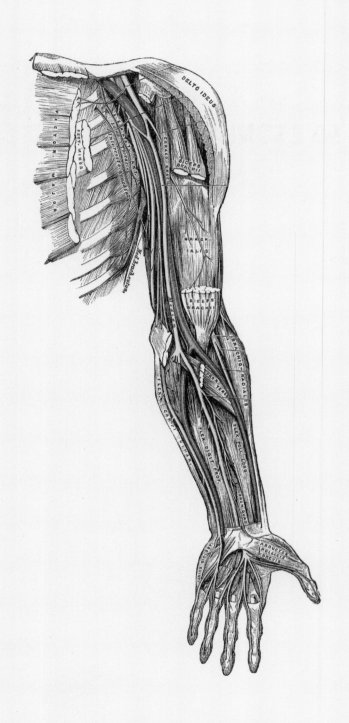

GUÍA BREVE

50 ESTRUCTURAS Y SISTEMAS
DE LA ANATOMÍA HUMANA

Colaboradores
Judith Barbaro-Brown
Jo Bishop
Andrew Chaytor
Gabrielle M. Finn
December S. K. Ikah
Marina Sawdon
Claire France Smith

BLUME

Gabrielle M. Finn

BLUME

Título original:
30-Second Anatomy

Texto de glosarios:
Charles Phillips

Texto de perfiles:
Viv Croot

Ilustraciones:
Ivan Hissey

Diseño:
Ginny Zeal

Traducción:
Margarita Gutiérrez Manuel
Médico homeópata

**Coordinación de la edición
en lengua española:**
Cristina Rodríguez Fischer

Primera edición en lengua española 2013

© 2013 Art Blume, S. L.
Av. Mare de Déu de Lorda, 20
08034 Barcelona
Tel. 93 205 40 00 Fax 93 205 14 41
E-mail: info@blume.net
© 2012 Ivy Press Limited, Londres

ISBN: 978-84-9801-634-5

Impreso en China

WWW.BLUME.NET

Este libro se ha impreso sobre papel
manufacturado con materia prima procedente de
bosques de gestión responsable. En la producción
de nuestros libros procuramos, con el máximo
empeño, cumplir con los requisitos medioambientales
que promueven la conservación y el uso responsable
de los bosques, en especial de los bosques primarios.
Asimismo, en nuestra preocupación por el planeta,
intentamos emplear al máximo materiales reciclados,
y solicitamos a nuestros proveedores que usen materiales
de manufactura cuya fabricación esté libre de cloro
elemental (ECF) o de metales pesados, entre otros.

CONTENIDO

INTRODUCCIÓN
Gabrielle M. Finn

La anatomía se ocupa tanto de nuestro interior como de nuestro exterior. Al estudiar un poco de anatomía podemos comprender cómo está construido nuestro cuerpo. Un dibujo anatómico que representa los huesos, músculos, ligamentos, tendones y órganos del cuerpo es un mapa del paisaje interno que compartimos todos. Al mismo tiempo, nuestra experiencia del cuerpo y el conocimiento que tenemos de su esqueleto y órganos es un indicio de cómo vemos el mundo. Así pues, la anatomía humana presenta una extensa simbología en la cultura popular, desde los corazones que se prodigan en San Valentín hasta la calavera como símbolo de peligro.

Historia turbia

Tradicionalmente, muchas personas consideraban la Anatomía como una disciplina académica que solo podía interesar a los estudiantes de medicina, pero en los últimos años esta especialidad ha ganado popularidad. En gran medida esto se debe a su entrada en el escenario público gracias a la exhibición de cadáveres y a la retransmisión por televisión de disecciones humanas realizadas por anatomistas como Gunther von Hagens y Alice Roberts. Tras este renovado interés se esconde una larga y turbia historia.

El origen del estudio anatómico se encuentra en la vivisección de animales y la disección de cadáveres humanos. Galeno, médico de la antigua Grecia, basó sus ideas sobre la anatomía humana en los conocimientos obtenidos a través de las disecciones y vivisecciones de cerdos y primates. El artista renacentista italiano Leonardo da Vinci, autor de *La última cena* y la *Mona Lisa*, se hizo famoso por sus dibujos anatómicos y alcanzó sus conocimientos sobre el interior del cuerpo humano a partir de su trabajo con cadáveres proporcionados por médicos de los hospitales de Milán y Florencia. La anatomía también se ha asociado con el crimen, como en el caso de los asesinatos perpetrados en el siglo XIX en Escocia por William Burke y William Hare. Una pareja de inmigrantes irlandeses que asaltaban tumbas y que se embarcaron en una cadena de asesinatos en serie entre 1827-1828 para vender los cadáveres al doctor Robert Knox, un profesor de anatomía que impartía sus lecciones a estudiantes de la Escuela de Medicina de la Universidad

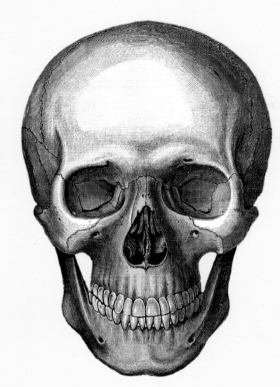

Dibujo anatómico
A pesar del hecho de que la anatomía describe la representación del cuerpo vivo, uno de los aspectos que se asocian más habitualmente con ella es la muerte: los huesos que sostienen el cuerpo vivo constituyen nuestros últimos restos físicos.

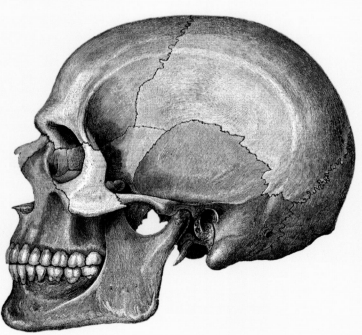

de Edimburgo. La pareja acabó detenida: a Hare se le prometió inmunidad por su testimonio y Burke fue ahorcado el 18 de enero de 1829; irónicamente, sus restos acabaron en el Museo de Anatomía de la Escuela de Medicina.

Evolución y variación

La anatomía es una disciplina antigua, por lo que puede que uno piense que en este campo no queda nada nuevo por descubrir. Sin embargo, la anatomía humana sigue evolucionando considerablemente. Esta evolución es muy lenta, pero existe y persiste. Tomemos como ejemplo el cóccix, situado en el extremo inferior de la columna vertebral. Este era lugar donde comenzaba la cola humana. Otro ejemplo de evolución continua es el músculo palmar menor del antebrazo, que debido a su limitada funcionalidad se ha convertido en redundante y en el 15 % de la población esta evolución ha desembocado en su desaparición.

Uno de los mayores retos a los que se enfrenta aquel que quiere estudiar anatomía es la variación anatómica. Como hemos visto, la anatomía nos da una imagen de cómo están estructurados todos los cuerpos, pero en un mundo con una población de más de 7.000 millones de personas, es inevitable que haya variaciones. Un ejemplo son las arterias pélvicas, de las que se conocen 54 variaciones en su forma de distribuirse. Aún más, las variaciones no existen solo entre distintas personas, sino también en un mismo cuerpo. Algunas personas tienen la oreja derecha de mayor tamaño que la izquierda; otras pueden contar con un único riñón en forma de herradura en lugar de tener los dos riñones; asimismo, el trayecto de los nervios puede diferir de la convención aceptada. Este libro muestra los aspectos anatómicos más habituales.

Anatomía: sistemas y funciones

La anatomía dispone de su propio lenguaje técnico, con largos nombres en latín o griego para describir los huesos y los músculos. Las acciones físicas simples, como el movimiento de la extremidad inferior (pierna), tiene diversas descripciones anatómicas, dependiendo de la dirección del movimiento. Existen más de 200 huesos, 600 músculos y numerosas venas, arterias y nervios. No permita que esto le desanime. El objetivo de este libro no es explicar la localización y función de cada estructura individualmente, sino fragmentar el cuerpo en sistemas funcionales y describir los 50 componentes más relevantes sirviéndose de ilustraciones y evitando la terminología compleja.

Otra consideración es que las estructuras anatómicas, tanto si se trata de un músculo del muslo o de un órgano digestivo como el estómago, no trabajan aisladamente. Aunque en esta obra se dibujan funciones individualizadas

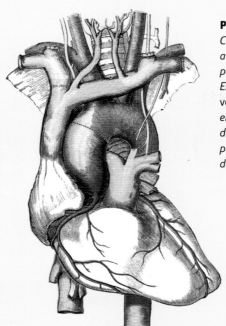

Pioneros de la medicina
Con frecuencia, los grandes avances en anatomía han servido para corregir errores anteriores. El inglés William Harvey (1578-1625), véanse págs. 74-75, fue el primero en establecer el verdadero papel del corazón (superior) y los pulmones (inferior) dentro del organismo.

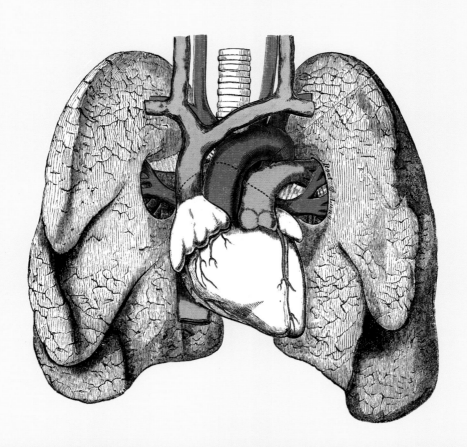

para cada estructura, la realidad es que todo funciona de manera conjunta. La función de un órgano puede depender de una hormona producida en otro; el movimiento de una articulación puede ser el resultado de la acción de tres o cuatro músculos que trabajan al unísono. Piense en la imagen mayor.

Cómo funciona este libro

Tradicionalmente, la anatomía se considera el estudio de la forma o la estructura del cuerpo, mientras que la fisiología describe su funcionamiento. Sin embargo, la forma y la función no pueden excluirse mutuamente. Este libro no las presenta divorciadas, sino que examina cómo está formado el cuerpo y cómo funciona.

La estructura del cuerpo humano puede describirse de dos maneras: por regiones o sistemáticamente. Un enfoque regional de la anatomía se centraría en la descripción de las partes individuales del cuerpo, como la pierna, el brazo o la cabeza, mientras que el sistemático consistiría en la descripción de los sistemas orgánicos (digestivo, musculoesquelético, reproductor, etc.). El enfoque de **50 estructuras y sistemas de la anatomía humana** se basa en ambos sistemas. El libro está organizado en siete capítulos, cada uno dedicado a un sistema orgánico. El objetivo es que al final haya seguido su camino a lo largo del cuerpo para conocer los entresijos de su anatomía de una forma sencilla.

Cada componente anatómico se presenta en 30 segundos. Acompañando a esta descripción se incluye un inciso en 3 segundos para aquellos que simplemente quieren echar una mirada rápida. La disección en 3 minutos que le sigue sirve para ilustrar la aseveración de Sigmund Freud, el neurólogo austríaco fundador del psicoanálisis, de que «la anatomía es el destino». Aporta ejemplos de anomalías y maravillosos aspectos de la anatomía humana y describe y explica también lo que ocurre cuando las estructuras corporales se deterioran.

El primer capítulo se ocupa del sistema esquelético. El cuerpo humano está construido alrededor del esqueleto; los huesos constituyen un andamio sobre el que se erige el resto de estructuras. El segundo capítulo se dedica al sistema muscular y a cómo se mueve el cuerpo humano. Los dos siguientes capítulos tratan los principales órganos de los sistemas cardiovascular y digestivo, y se ocupan de funciones clave como la respiración y la nutrición y del bombeo de la sangre por todo el cuerpo. Después se revisan los sentidos (piel, vista y oído) de manera escueta. El sexto capítulo se ocupa del control general de las funciones corporales, es decir, del encéfalo y del sistema nervioso. Finalmente, terminamos con unas pinceladas sobre el círculo de la vida con el estudio del sistema reproductor. Cada capítulo ofrece también el perfil de un destacado anatomista.

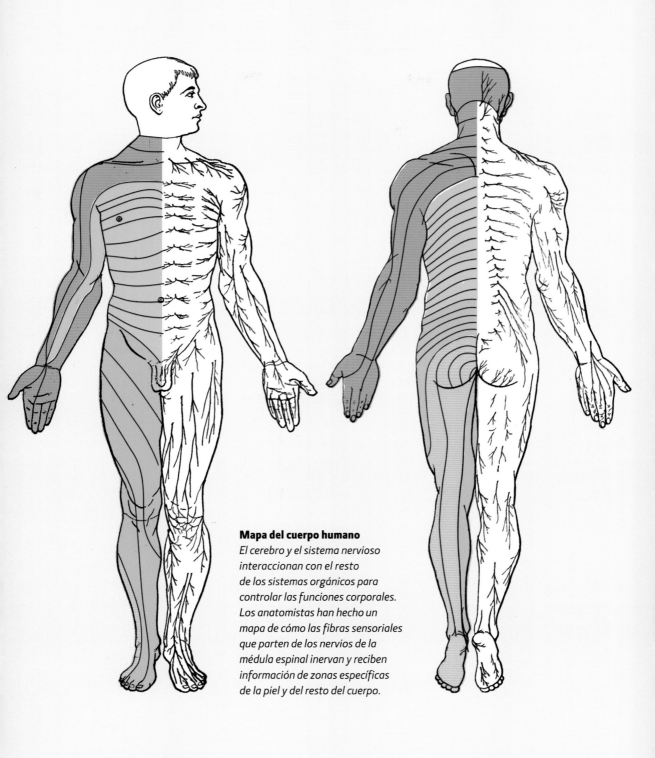

Mapa del cuerpo humano

El cerebro y el sistema nervioso interaccionan con el resto de los sistemas orgánicos para controlar las funciones corporales. Los anatomistas han hecho un mapa de cómo las fibras sensoriales que parten de los nervios de la médula espinal inervan y reciben información de zonas específicas de la piel y del resto del cuerpo.

SISTEMA ESQUELÉTICO

SISTEMA ESQUELÉTICO
GLOSARIO

articulación cartilaginosa (anfiartrosis)
Uno de los tres tipos de articulaciones del cuerpo (junto con las articulaciones fibrosas y las sinoviales); estas articulaciones se mantienen unidas mediante un cartílago flexible que permite un movimiento limitado y se encuentran entre las vértebras de la columna.

articulación fibrosa (sinartrosis) Se encuentra solo en el cráneo. Se trata de un tipo de articulación que conecta los huesos con un tejido fibroso que no permite ningún movimiento.

articulación sinovial (diartrosis) Tipo de articulación que facilita el movimiento y cuyo interior está lleno de un líquido lubricante. Existen seis tipos de articulación sinovial: la articulación en pivote permite la rotación, como, por ejemplo, la del cuello; la articulación en bisagra permite la extensión o flexión de una parte del cuerpo, como, por ejemplo, la del codo; la articulación de fosa y esfera, como, por ejemplo, la de la cadera, permite el movimiento radial; la articulación en silla de montar, como la del pulgar, permite movimientos de elevación y descenso y hacia delante y hacia atrás, pero no la rotación; las articulaciones planas, como las que existen entre los huesos del tarso, en el pie, permiten el deslizamiento de los huesos; y las articulaciones elipsoidales, por ejemplo la de la muñeca, permiten los mismos movimientos que los de esfera, pero de menor extensión.

cartílago Tipo de tejido conectivo formado básicamente por agua, minerales y las proteínas colágeno y elastina. Existen de tres tipos: el cartílago hialino cubre las superficies articulares y permite que los huesos se muevan entre ellos sin fricción; el cartílago elástico aporta estructura a ciertas partes del cuerpo que necesitan flexibilidad, como las orejas o la nariz; el fibrocartílago aporta solidez a los discos intervertebrales o los meniscos de las rodillas.

extremidad Apéndice situado a los lados del cuerpo. Los humanos tenemos cuatro extremidades, dos superiores (brazos) y dos inferiores (piernas). Cada una de ellas consta de cuatro partes: hombro, brazo, antebrazo y mano para la extremidad superior, y glúteos, muslo, pierna y pie para la extremidad inferior.

fémur Hueso que va desde la articulación de la cadera hasta la articulación de la rodilla. Con una longitud media de 48 cm, es capaz de soportar hasta 30 veces el peso de una persona y es el hueso más largo y fuerte del cuerpo.

hueso cortical Capa externa densa y fuerte que rodea la estructura interna relativamente ligera, en forma de panal de abeja, del hueso. Se conoce también como hueso compacto. Se habla de hueso cortical porque forma la corteza (capa externa) del hueso y corresponde aproximadamente al 80 % del peso total del esqueleto humano.

hueso corto Hueso tan ancho como largo; un ejemplo son los huesos del carpo y del tarso, de la muñeca y el pie respectivamente.

hueso irregular Hueso con una forma no habitual y que no puede clasificarse como largo, corto, plano o sesamoideo, como, por ejemplo, las vértebras, las cuales protegen la médula espinal.

hueso largo Hueso alargado, más largo que ancho. Un ejemplo son el húmero y el radio de la extremidad superior y el fémur y la tibia de la inferior. Huesos pequeños como las falanges (en los dedos de las manos y de los pies) se clasifican como largos por su forma alargada.

hueso plano Hueso con la forma de un plato ancho que sirve para proteger un órgano del cuerpo o como superficie para la inserción de los músculos, como, por ejemplo, el esternón o la escápula. Los huesos planos son uno de los cinco tipos de huesos: largos, cortos, planos, irregulares y sesamoideos.

hueso sesamoideo Hueso redondeado, habitualmente situado entre los tendones, con frecuencia de un tamaño inferior a 5 mm. Un ejemplo de hueso sesamoideo de mayor tamaño lo constituye la rótula, la cual está envuelta por el tendón del músculo cuádriceps crural y su función es proteger la articulación de la rodilla.

hueso trabecular Parte ligera interna del hueso, conocido también como hueso esponjoso, que está protegido por una capa externa más fuerte (hueso cortical); con frecuencia, el hueso trabecular contiene médula ósea roja, en la que se producen los hematíes.

húmero Hueso largo que conecta la escápula con el cúbito y el radio del antebrazo.

ligamento Tipo de tejido conjuntivo que conecta los huesos entre sí y limita el movimiento entre estos.

tendón Banda de tejido conectivo que une un músculo a un hueso.

vértebra Uno de los huesos interconectados que forman la columna vertebral. Los niños poseen 33 vértebras, pero en los adultos 5 de ellas se unen para formar el hueso sacro y 4 se combinan para formar el hueso cóccix, con lo que el número se reduce a 24.

TIPOS DE TEJIDO ÓSEO

la anatomía en 30 segundos

Los huesos se combinan para formar el esqueleto, el soporte sobre el que descansan todas las estructuras del cuerpo; sin los huesos, el hombre tendría dificultades para mantenerse de pie. El hueso es un material duro formado por células óseas especializadas conocidas como osteoclastos, las cuales combinan minerales como el calcio con el fosfato y una proteína denominada colágeno. Los osteoclastos son capaces de formar dos tipos de hueso: el hueso trabecular, que tiene un aspecto esponjoso, es relativamente ligero y forma el interior de la mayoría de huesos, mientras que el cortical forma una cubierta muy densa y fuerte alrededor del hueso trabecular. La combinación del hueso trabecular y hueso cortical permite que el esqueleto sea fuerte al tiempo que ligero. De no ser así, el hombre necesitaría músculos mucho mayores para mover el esqueleto, así como mucha más comida para aportar la energía extra necesaria. Además, el hueso trabecular tiene otra importante función: actúa como un almacén de calcio, el cual puede extraerse del hueso y utilizarse en otros lugares cuando otro sistema del organismo lo necesita. Los huesos están en permanente cambio y renovación; un adulto renueva por completo su esqueleto cada diez años aproximadamente.

INCISO EN 3 SEGUNDOS
Los huesos constituyen el andamio del cuerpo humano y existen de dos tipos: hueso cortical duro y hueso trabecular ligero.

DISECCIÓN EN 3 MINUTOS
El esqueleto está formado por 206 huesos y representa alrededor del 40 % del peso corporal. Los huesos tienen formas y tamaños diversos, desde los huesos largos de las extremidades hasta los planos y los sesamoideos de la columna vertebral, el cráneo, las manos y los pies. El fémur, en la extremidad inferior, de alrededor de 48 cm, es el hueso más grande. El más pequeño es el estribo, de alrededor de 2,5 mm de longitud y un peso de unos 4 mg.

TEMAS RELACIONADOS
véanse también
CRÁNEO
página 22
COLUMNA VERTEBRAL
Y CAJA TORÁCICA
página 24
PELVIS
página 28
EXTREMIDADES INFERIORES
página 30
EXTREMIDADES SUPERIORES
página 32

MINIBIOGRAFÍAS
HERÓFILO
h. 335-280 a. C.
Médico griego que fue el primero en realizar disecciones científicas sistematizadas del cuerpo humano y que está considerado el primer anatomista.

TEXTO EN 30 SEGUNDOS
Judith Barbaro-Brown

Tanto para un esquiador como para cualquier otra persona, una «pierna rota» puede ir desde una fisura en la capa cortical externa hasta una fractura completa del hueso en dos partes.

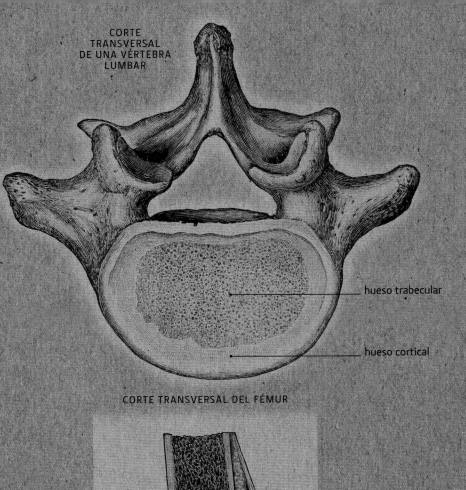

CORTE
TRANSVERSAL
DE UNA VÉRTEBRA
LUMBAR

hueso trabecular

hueso cortical

CORTE TRANSVERSAL DEL FÉMUR

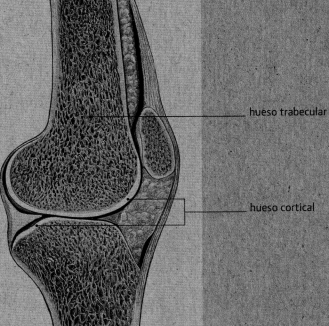

hueso trabecular

hueso cortical

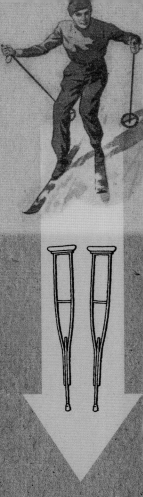

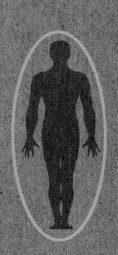

ARTICULACIONES

la anatomía en 30 segundos

Clasificadas en función de cómo

se unen los huesos, existen tres tipos de articulaciones: fibrosa, cartilaginosa y sinovial. En las fibrosas, dos huesos se unen mediante tejido conectivo fibroso, sin que exista espacio entre ellos; este tipo de articulación solo permite un movimiento mínimo. Los huesos craneales tienen este tipo de unión. Las articulaciones cartilaginosas se mantienen unidas gracias a un cartílago flexible. Algunas de estas articulaciones son temporales y se fusionan completamente cuando crecemos. Sin embargo, otras, como la de la parte anterior de la pelvis, son permanentes y permiten un pequeño movimiento. En la mujer, la articulación cartilaginosa de la pelvis favorece que esta se ensanche durante el embarazo. Las articulaciones sinoviales posibilitan mucho más movimiento y están llenas de un líquido lubrificante que también puede actuar como absorbente de golpes. El líquido se produce en una membrana sinovial que envuelve toda la articulación; alrededor de esta se halla una cápsula articular dura. Los extremos del hueso están cubiertos por un tipo de cartílago liso que facilita el movimiento. Algunas articulaciones contienen estructuras especializadas que aportan fuerza y estabilidad suplementarias, como en el caso de la rodilla, la cual cuenta con dos de estas estructuras (meniscos). Estas pueden lesionarse con cierta facilidad cuando se practican deportes como el *squash*.

INCISO EN 3 SEGUNDOS
Las articulaciones permiten el movimiento del esqueleto, además de aportar apoyo y solidez.

DISECCIÓN EN 3 MINUTOS
A medida que las personas envejecen, sus articulaciones pueden desgastarse. La superficie lisa de los huesos se daña y se vuelve rugosa, lo que provoca dolor al movimiento, un trastorno conocido como *osteoartrosis*. Esto suele ocurrir en aquellas articulaciones que soportan el peso del cuerpo, es decir, en las caderas y las rodillas, pero también puede darse en las articulaciones responsables de muchos movimientos, como los dedos, la columna vertebral, los hombros o el cuello.

TEMAS RELACIONADOS
véanse también
TIPOS DE TEJIDO ÓSEO
página 16
LIGAMENTOS, CARTÍLAGO Y TENDONES
página 20
PELVIS
página 28
MOVIMIENTOS
página 42

MINIBIOGRAFÍAS
RUFO DE ÉFESO
h. finales del siglo I d. C.
Médico griego y autor de varios tratados de medicina, incluido el libro más antiguo conservado de nomenclatura anatómica.

TEXTO EN 30 SEGUNDOS
Judith Barbaro-Brown

Las personas no necesitan mucho movimiento en las articulaciones del cráneo o la pelvis, pero precisan las articulaciones sinoviales más flexibles, por ejemplo, en el cuello.

ARTICULACIÓN FIBROSA

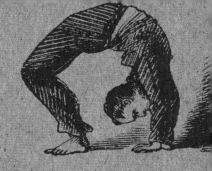

articulación fibrosa en los huesos del cráneo

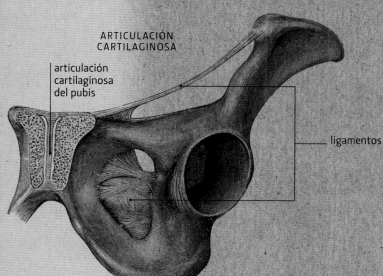

ARTICULACIÓN SINOVIAL

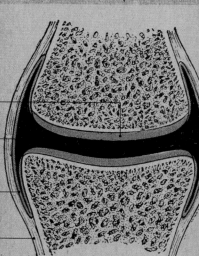

cartílago

líquido sinovial en la cavidad articular

membrana sinovial

cápsula articular y ligamento

ARTICULACIÓN CARTILAGINOSA

articulación cartilaginosa del pubis

ligamentos

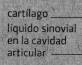

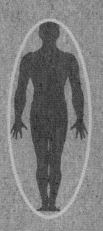

LIGAMENTOS, CARTÍLAGO Y TENDONES

la anatomía en 30 segundos

INCISO EN 3 SEGUNDOS
Los ligamentos y el cartílago mantienen el esqueleto unido, mientras que los tendones conectan los músculos a los huesos.

DISECCIÓN EN 3 MINUTOS
Tanto los ligamentos como el cartílago y los tendones contienen altos niveles de colágeno, una proteína estructural que puede presentarse de múltiples formas. En el cartílago, el colágeno es muy duro y puede soportar mucho estrés y fuerza. En los ligamentos es más blando y permite flexibilidad y estiramiento, mientras que en los tendones resulta extremadamente fuerte y posibilita que los músculos muevan huesos muy pesados.

Los ligamentos están hechos

de colágeno y tejido fibroso. Conectan los huesos entre sí y limitan el movimiento entre los huesos para aumentar la estabilidad. En los lugares donde cruzan las articulaciones sinoviales contienen propioceptores, haces de células que detectan la cantidad de movimiento de una articulación. Si existe riesgo de que la articulación se dañe, los propioceptores envían una señal al cerebro, el cual posteriormente envía instrucciones a los músculos para limitar el movimiento y de esta manera proteger la articulación. El cartílago no es tan duro como el hueso ni tan flexible como los ligamentos y los músculos; no recibe irrigación sanguínea, lo que significa que cuando se daña es difícil de reparar. Habitualmente, el cartílago está asociado a las articulaciones, a las cuales proporciona una superficie lisa, de manera que los huesos pueden moverse con mayor facilidad; sin embargo, también puede encontrarse en la nariz, las orejas y el sistema respiratorio, donde su función consiste en actuar de elemento estructural. Los tendones son fuertes bandas de tejido conjuntivo que unen los músculos a los huesos. Formados por colágeno extremadamente fuerte, no pueden contraerse ni estirarse y se extienden desde el músculo, cruzando la articulación, hasta unirse a un hueso a cierta distancia del músculo. Cuando el músculo se contrae, estira el tendón, el cual provoca el movimiento de la articulación.

TEMAS RELACIONADOS
véanse también
ARTICULACIONES
página 18
TIPOS DE TEJIDO MUSCULAR
página 40
MOVIMIENTOS
página 42

TEXTO EN 30 SEGUNDOS
Judith Barbaro-Brown

Con frecuencia, los corredores fuerzan el tendón de Aquiles, en el extremo inferior de la pierna. Su nombre se debe al héroe de la antigua Grecia, Aquiles, el cual era vulnerable en su talón.

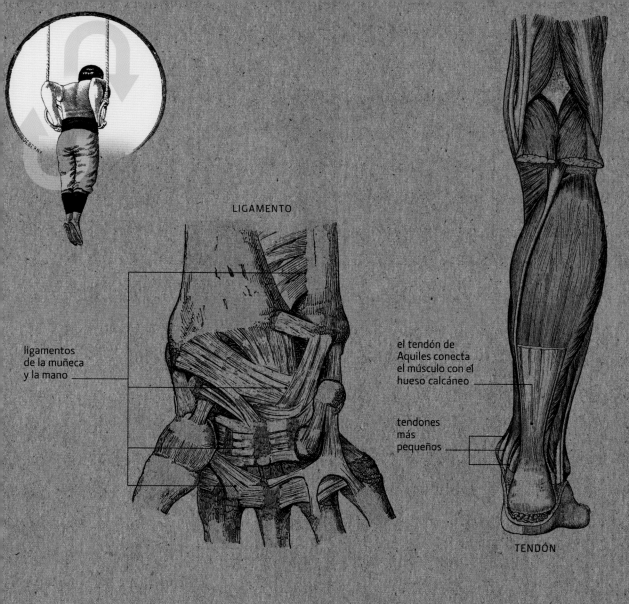

LIGAMENTO

ligamentos
de la muñeca
y la mano

el tendón de
Aquiles conecta
el músculo con el
hueso calcáneo

tendones
más
pequeños

TENDÓN

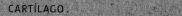

CARTÍLAGO

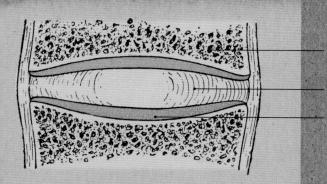

vértebra

el fibrocartílago del disco
intervertebral confiere solidez

placa de cartílago que
cubre la articulación

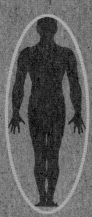

CRÁNEO

la anatomía en 30 segundos

Con frecuencia, la gente piensa

que el cráneo es un solo hueso grande. De hecho, está formado por 22 huesos y puede dividirse en dos partes: los huesos craneales que protegen el cerebro y los huesos faciales que forman la cara. El cráneo es como una caja y el encéfalo se sitúa en su interior. En la base del cráneo hay unos orificios a través de los cuales los nervios y los vasos sanguíneos comunican el cerebro con el cuerpo; el de mayor tamaño es el agujero occipital, por donde la médula espinal sale del cráneo. Los huesos del cráneo adulto están soldados mediante articulaciones fibrosas inmóviles denominadas *suturas*; esto no ocurre en el cráneo de un bebé, lo que permite que sus huesos se superpongan durante el paso de su cabeza a través del canal del parto, además de posibilitar el crecimiento después del nacimiento. Los huesos faciales forman cavidades que sirven para alojar los órganos relacionados con los sentidos: ojos, oídos, nariz y boca. Asimismo, los huesos craneales presentan estructuras como zonas de hueso extra (apófisis) adecuadas para la inserción de músculos y ligamentos.

INCISO EN 3 SEGUNDOS
El cráneo se sitúa en el extremo superior de la columna vertebral y sirve para albergar y proteger el encéfalo.

DISECCIÓN EN 3 MINUTOS
Los huesos de la cara componen una estructura sólida sobre la que se apoyan los tejidos blandos de la cara. La forma de estos huesos determina las características faciales de la persona. Mediante la medición de los huesos del cráneo, los científicos forenses y los artistas son capaces de construir imágenes digitales del aspecto superficial de una persona. La medición da como resultado un mapa que puede utilizarse para ofrecer una idea de qué aspecto podría tener esa persona.

TEMAS RELACIONADOS
véase también
MÚSCULOS FACIALES
página 44

MINIBIOGRAFÍAS
WALTER J. FREEMAN
1895-1972
Médico estadounidense que fue el primero en realizar una lobotomía frontal.

TEXTO EN 30 SEGUNDOS
Gabrielle M. Finn

El hueso frontal tiene una porción vertical que corresponde a la frente y una porción horizontal que se inclina hacia la parte superior del ojo y de la cavidad nasal.

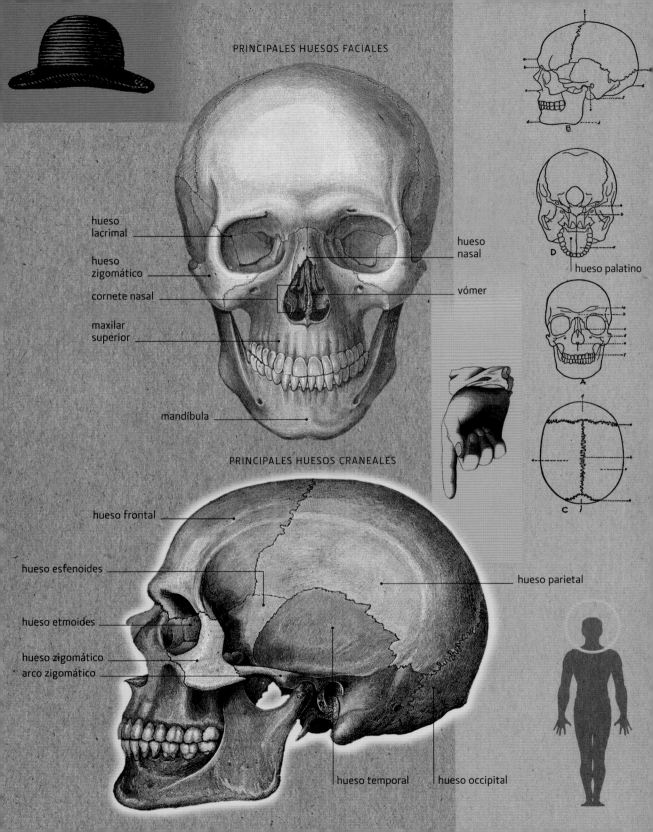

PRINCIPALES HUESOS FACIALES

hueso lacrimal

hueso nasal

hueso zigomático

cornete nasal

vómer

maxilar superior

mandíbula

PRINCIPALES HUESOS CRANEALES

hueso frontal

hueso esfenoides

hueso etmoides

hueso zigomático

arco zigomático

hueso parietal

hueso temporal

hueso occipital

hueso palatino

COLUMNA VERTEBRAL Y CAJA TORÁCICA

la anatomía en 30 segundos

INCISO EN 3 SEGUNDOS
La columna sostiene la parte superior del cuerpo y ofrece un punto de inserción para grandes músculos; las costillas forman una caja que protege al corazón y los pulmones.

DISECCIÓN EN 3 MINUTOS
En algunas partes del cuerpo, la columna vertebral es muy flexible; en el cuello, permite una gran variedad de movimientos de la cabeza, y en la zona lumbar posibilita la movilidad de la pelvis y la parte baja de la espalda. Sin embargo, en la zona de la caja torácica la columna vertebral es poco flexible, ya que en este lugar su función principal es servir de anclaje a las costillas y proteger el corazón y los pulmones.

La columna vertebral consta de

24 vértebras, separadas por discos intervertebrales que actúan a modo de cojín, y se apoya en la base en el hueso sacro. La forma de las vértebras varía dependiendo de su posición en la columna vertebral. Hay 7 vértebras cervicales, pequeñas y estrechas que sirven de apoyo para el cuello y el cráneo; 12 vértebras dorsales, todas ellas con prominentes apófisis espinosas (proyecciones de la columna) en la parte posterior, que sirven de punto de anclaje para las costillas; 5 vértebras lumbares, las más gruesas y grandes, que son la base de la parte inferior de la espalda. El sacro está formado por 5 vértebras soldadas y acaba en el cóccix, el cual también está constituido por pequeñas vértebras soldadas. Las vértebras se unen entre ellas mediante fuertes ligamentos. Los discos intervertebrales se componen de una gruesa sustancia gelatinosa que permite la absorción de los golpes y confiere flexibilidad. Hay 12 pares de costillas: los primeros 7 pares, conocidos como «costillas verdaderas», se unen directamente al esternón mediante los cartílagos costales; del 8.º al 10.º par se conocen como «costillas falsas» y se unen a los cartílagos costales de las costillas superiores. Los pares 11 y 12, las «costillas flotantes», solo se unen a la columna vertebral y no se extienden hasta la parte anterior del cuerpo.

TEMAS RELACIONADOS
véanse también
LIGAMENTOS, CARTÍLAGO Y TENDONES
página 20

TIPOS DE TEJIDO MUSCULAR
página 40

MÚSCULOS ABDOMINALES Y DE LA ESPALDA
página 54

MÚSCULOS RESPIRATORIOS
página 56

MINIBIOGRAFÍAS
SIR RICHARD OWEN
1804-1892
Naturalista y anatomista inglés que demostró que las vértebras de la columna vertebral de los antiguos homínidos favorecieron la bipedestación de nuestros ancestros.

TEXTO EN 30 SEGUNDOS
Judith Barbaro-Brown

La caja torácica está formada por el esternón, los cartílagos costales que lo conectan con las costillas, los 12 pares de costillas y las 12 vértebras dorsales.

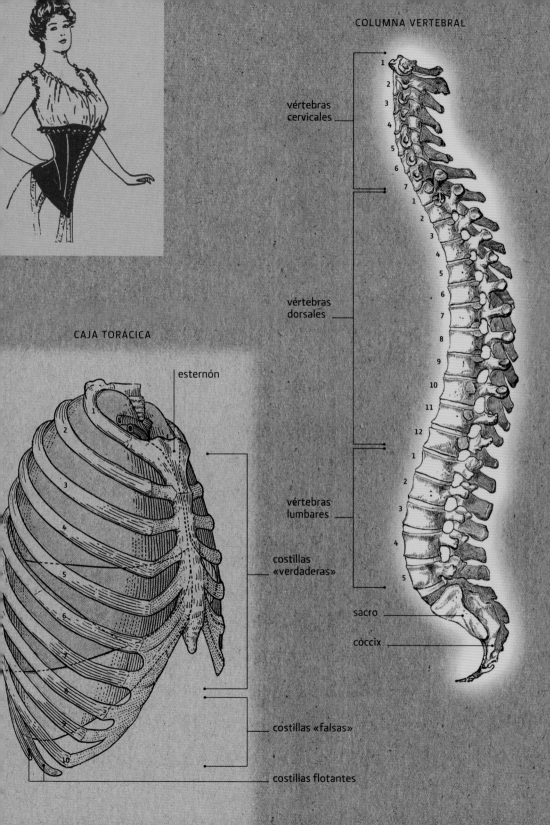

COLUMNA VERTEBRAL

vértebras
cervicales

1
2
3
4
5
6
7

vértebras
dorsales

1
2
3
4
5
6
7
8
9
10
11
12

vértebras
lumbares

1
2
3
4
5

costillas
«verdaderas»

costillas «falsas»

costillas flotantes

sacro

cóccix

CAJA TORÁCICA

esternón

1
2
3
4
5
6
7
8
9
10

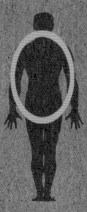

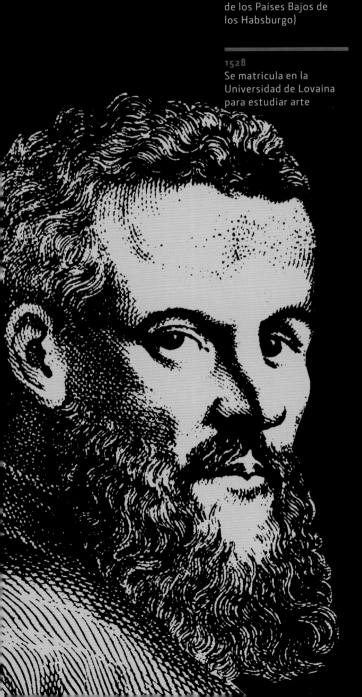

1514
Nace en Bruselas (por aquel entonces parte de los Países Bajos de los Habsburgo)

1528
Se matricula en la Universidad de Lovaina para estudiar arte

1533
Se traslada a París para estudiar medicina en la universidad, donde se despierta su interés por la anatomía

1536
Obligado a dejar París por la situación política, regresa a Lovaina y después se traslada a Padua

1537
Se gradúa en Padua y allí ejerce de profesor de Cirugía y Anatomía

1538
Publica la colección de láminas anatómicas *Tabulae Anatomicae Sex*

1539
Empieza a diseccionar cuerpos humanos

1539
Actualiza el manual de Galeno *Institutiones Anatomica*

1541
Publica una versión corregida de la *Opera Omnia* de Galeno y empieza a escribir su propio libro sobre anatomía

1543
Realiza la disección pública de Jakob Karrer von Gebweiler, un conocido criminal

1543
Publica *De humani corporis fabrica* («De la estructura del cuerpo humano»)

1543
Es nombrado médico imperial en la corte del santo emperador romano Carlos V (Carlos I de España)

1544
Se casa con Anne van Hamme

1555
Publica la edición revisada de *De humani*

1564
Realiza un peregrinaje a Tierra Santa, pero naufraga en la isla de Zante

1564
Muere en Zante

VESALIO

El último y más conocido de una larga saga de distinguidos médicos de lo que hoy en día se conoce como Bélgica, Vesalio (Andries van Wesel, Andreas Vesal o Andre Vesale) sirvió en la corte del santo emperador romano. Después de graduarse en la Universidad de Medicina de Padua, Vesalio enseñó Cirugía y Anatomía allí y más tarde fue nombrado médico imperial del emperador Carlos V, al cual dedicó su obra más importante, *De humani corporis fabrica* («De la estructura del cuerpo humano», 1543), de siete volúmenes.

Vesalio es considerado el padre de la moderna anatomía humana, pero probablemente su mayor legado para la ciencia médica fueron sus revolucionarios métodos pedagógicos y de investigación, casi detectivescos. Hacía énfasis en un enfoque práctico, con una observación, un análisis y una comprobación rigurosos, así como en el constante ajuste de la teoría a los hechos, en lugar de la negación de unos hechos para adaptarse a una teoría establecida e inalterable. Antes de Vesalio, una lección de anatomía consistía en la lectura por parte de los estudiantes de los textos de Galeno, mientras, bajo las instrucciones de un profesor, un sirviente diseccionaba el cuerpo. Los estudiantes de Vesalio realizaban sus propias disecciones (a partir de 1539 en los cuerpos de criminales ahorcados) y tomaban sus notas para compararlas con la obra de Galeno. Con este método, Vesalio demostró que Galeno había basado toda su teoría en la disección de macacos en lugar de cuerpos humanos y que, consecuentemente, algunas de sus conclusiones eran erróneas; entonces se enfrentó a la institución no solo con la publicación de una versión correcta de los trabajos de Galeno, sino también produciendo él mismo una obra rompedora. Además, Vesalio encargó a expertos artistas, probablemente del estudio del pintor italiano Tiziano, que plasmaran la disección de los cuerpos, los huesos y los músculos con todo detalle y con proporciones exactas. Por ello fue condenado por las instituciones, incluida su propia escuela de medicina. En lugar de admitir que Galeno podía estar equivocado, Jakob Sylvius, profesor contemporáneo de Vesalio, afirmó que el cuerpo humano debía de haber cambiado desde los tiempos de Galeno. Se pretendió demostrar que los métodos de Vesalio eran blasfemos, pero todo ello se zanjó en 1551 con una investigación encargada por Carlos V (el cual siempre lo apoyó). Vesalio murió trece años después, en 1564, tras naufragar en la isla griega de Zante durante su peregrinación a Tierra Santa.

PELVIS

la anatomía en 30 segundos

La pelvis está formada por el sacro

y el cóccix en su parte posterior y por los dos huesos coxales a los lados y en su parte anterior. Cada hueso coxal está compuesto por el ilion, el isquion y el pubis, articulados entre ellos a nivel de la fosa de la articulación de la cadera y soldados alrededor de los dieciséis años. La pelvis contiene hueso trabecular y cortical, lo que la hace fuerte al tiempo que ligera. En el hombre tiene forma de corazón, pero en la mujer es más ovalada y habitualmente de mayor tamaño, con lo que hay más espacio para el paso del niño durante el parto. Asimismo, la pelvis de la mujer es más ancha a fin de que el feto en crecimiento se pueda acomodar bien. Los ligamentos pélvicos son esenciales para proporcionarle estabilidad, pues refuerzan las articulaciones sacroilíacas en la parte posterior, uniendo las vértebras lumbares con la pelvis y unen los huesos púbicos en la parte anterior. Estos ligamentos son extremadamente fuertes, ya que deben estabilizar el peso de la parte superior del cuerpo. El suelo de la pelvis está formado por varios músculos interconectados que constituyen el soporte de los órganos pélvicos y abdominales y actúan como un esfínter para la uretra, con lo que contribuyen a mantener la continencia urinaria.

INCISO EN 3 SEGUNDOS
La pelvis es un anillo óseo que contiene y protege diversos órganos, al tiempo que soporta la parte superior del cuerpo y la conecta con las extremidades inferiores.

DISECCIÓN EN 3 MINUTOS
El proceso normal de envejecimiento puede tener efectos desastrosos sobre la pelvis. Puede darse un desgaste significativo de las articulaciones sacroilíacas, lo que produciría una presión sobre los nervios espinales que pasan por esta zona y probablemente dolor y malestar en la zona de los glúteos y las extremidades inferiores, un trastorno conocido como *ciática*. La osteoporosis (disminución de la densidad ósea) también puede dificultar la función de sostén del peso corporal por parte de la pelvis, lo que provocará dolor de espalda.

TEMAS RELACIONADOS
véanse también
TIPOS DE TEJIDO ÓSEO
página 16
ARTICULACIONES
página 18
EXTREMIDADES INFERIORES
página 30
MOVIMIENTOS
página 42
MÚSCULOS DEL SUELO
PÉLVICO
página 146

MINIBIOGRAFÍAS
SIR JOHN CHARNLEY
1911-1982
Cirujano ortopédico inglés, pionero en la tecnología de sustitución articular y diseñador de una articulación de cadera artificial a mediados de la década de 1960.

TEXTO EN 30 SEGUNDOS
Judith Barbaro-Brown

Los huesos del pubis derecho e izquierdo se encuentran en el centro de la parte anterior de la pelvis y sirven para proteger la vejiga urinaria.

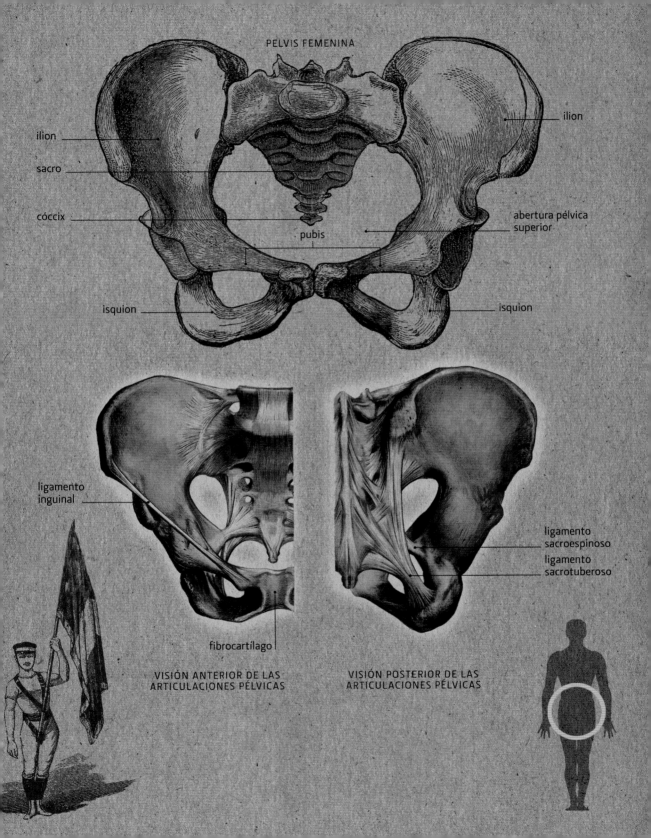

PELVIS FEMENINA

ilion

ilion

sacro

cóccix

abertura pélvica
superior

pubis

isquion

isquion

ligamento
inguinal

ligamento
sacroespinoso

ligamento
sacrotuberoso

fibrocartílago

VISIÓN ANTERIOR DE LAS
ARTICULACIONES PÉLVICAS

VISIÓN POSTERIOR DE LAS
ARTICULACIONES PÉLVICAS

EXTREMIDADES INFERIORES

la anatomía en 30 segundos

INCISO EN 3 SEGUNDOS
Los huesos de la extremidad inferior soportan el peso del cuerpo y constituyen un fuerte mecanismo y de gran adaptabilidad para la marcha.

DISECCIÓN EN 3 MINUTOS
La extremidad inferior humana está especialmente adaptada para permitir la bipedestación. Los huesos son moldeados, alargados y muy fuertes para soportar el pesado cuerpo, al tiempo que actúan como una palanca gracias al control de los poderosos músculos de las piernas. Además, tienen una función mecánica, pues transmiten el movimiento cinético desde la cadera hasta el tobillo, lo que facilita que el paseante se impulse hacia delante y se adapte al terreno.

La extremidad inferior empieza en el ligamento inguinal, en la parte superior de la pelvis, y acaba en el astrágalo, en el tobillo. Los huesos de la extremidad inferior son el fémur, la rótula, la tibia, el peroné y el astrágalo. Se trata de una combinación de huesos largos y sesamoideos, los cuales están formados tanto por hueso trabecular como cortical. La cabeza redondeada y en ángulo del fémur integra la articulación de la cadera; la base del fémur forma la articulación de la rodilla junto con la tibia, el peroné y la rótula. Esta última articulación es la articulación sinovial de mayor tamaño del cuerpo y, al contrario que la de la cadera, es relativamente inestable. Para contribuir a mejorar esta característica, los ligamentos mantienen unidos el fémur, la tibia y el peroné, con la rótula sostenida por el mayor ligamento en la parte anterior de la rodilla. La tibia es el principal hueso de la pierna, por debajo de la rodilla, con el peroné, mucho más fino, situado lateralmente en la parte externa de la pierna. En su base, la tibia y el peroné forman un arco óseo, que se mantiene unido mediante ligamentos, en el que se acopla la cabeza del astrágalo para formar la articulación del tobillo. La función del astrágalo es transferir el movimiento del pie al de la cadera y viceversa.

TEMAS RELACIONADOS
véanse también
TIPOS DE TEJIDO ÓSEO
página 16
ARTICULACIONES
página 18
LIGAMENTOS, CARTÍLAGO Y TENDONES
página 20
MOVIMIENTOS
página 42
GRUPOS MUSCULARES DE LA EXTREMIDAD INFERIOR
página 50

TEXTO EN 30 SEGUNDOS
Judith Barbaro-Brown

La porción superior del fémur presenta un ángulo de 120 grados respecto a la porción principal del hueso. Los dos fémures soportan el peso total de la parte superior del cuerpo.

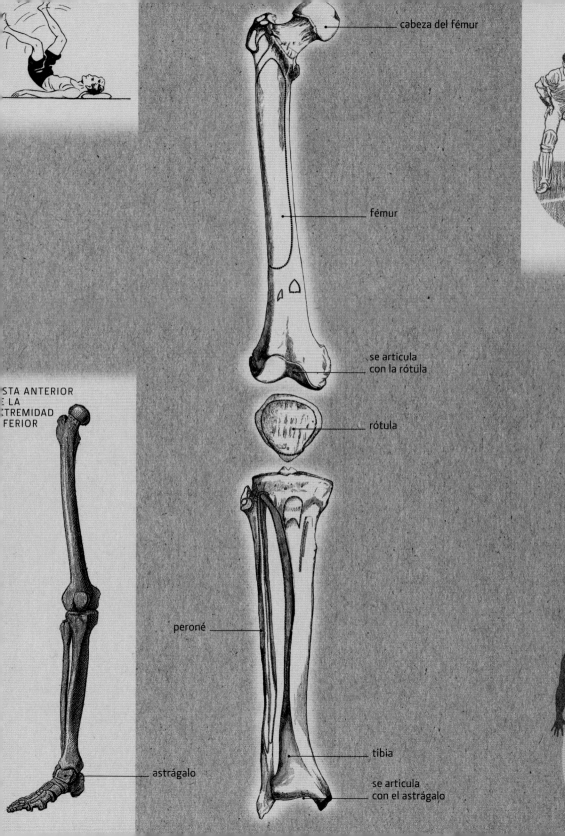

cabeza del fémur

fémur

se articula
con la rótula

rótula

VISTA ANTERIOR
DE LA
EXTREMIDAD
INFERIOR

peroné

astrágalo

tibia

se articula
con el astrágalo

EXTREMIDADES SUPERIORES

la anatomía en 30 segundos

INCISO EN 3 SEGUNDOS
La extremidad superior
constituye un mecanismo
flexible que permite a las
personas cargar objetos
pesados, pero también
hacer manipulaciones
delicadas.

DISECCIÓN EN 3 MINUTOS
Cuando el hombro
se disloca, la cabeza
del húmero se separa de
la escápula; la dislocación
parcial se denomina
subluxación. Tanto
la dislocación como la
subluxación requieren
la reducción de la
articulación para evitar
daños en los vasos
sanguíneos y los nervios
de la zona. Las lesiones
más frecuentes del codo
se deben al sobreesfuerzo
y se conocen como «codo
de tenista» y «codo de
golfista»; en ambos casos
se trata de un proceso
doloroso causado
por la tensión excesiva
sobre el húmero de los
tendones del antebrazo.

La extremidad superior empieza

en el hombro e incluye la clavícula y la escápula,
las cuales forman la articulación del hombro en
combinación con el húmero. Esta articulación esférica
modificada se parece, en cierto modo, a la de la cadera,
pero como la fosa del hombro es menos profunda,
la cabeza del húmero no está tan sujeta, lo que
permite que la articulación del hombro tenga una
gran movilidad, aunque también resulta más inestable.
En la articulación del codo, el húmero se articula
con el radio y el cúbito, los cuales forman el antebrazo.
La prominencia del olécranon del codo está constituida
por la base del cúbito. La zona blanda en la parte
interna de esta articulación se denomina *fosa
antecubital*. Es aquí donde se coloca el estetoscopio
para medir la presión arterial, ya que la arteria
y la vena braquial profundas se encuentran justo
bajo la piel; esto también comporta que sea fácil
acceder a la vena para extraer una muestra de sangre.
La disposición del radio y el cúbito, junto con las tres
partes de la articulación del codo, permite un elevado
grado de rotación del antebrazo, que conecta
con la mano a través de la muñeca, donde el radio
se articula con el hueso escafoides, el semilunar
y el piramidal, pero el cúbito no tiene articulación
directa con estos huesos.

TEMAS RELACIONADOS
véanse también
ARTICULACIONES
página 18
LIGAMENTOS, CARTÍLAGO
Y TENDONES
página 20
EXTREMIDADES INFERIORES
página 30
MANOS Y PIES
página 34
MOVIMIENTOS
página 42

TEXTO EN 30 SEGUNDOS
Judith Barbaro-Brown

*Habitualmente,
el húmero tiene
unos 36 cm de longitud.
En su base presenta
dos epicóndilos
(zonas en forma
de nudillo), uno
a cada lado del codo.*

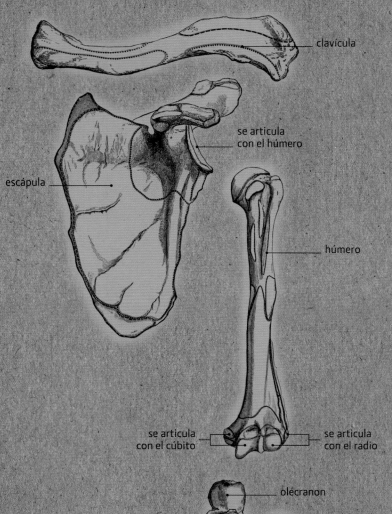

clavícula

se articula
con el húmero

escápula

húmero

se articula
con el cúbito

se articula
con el radio

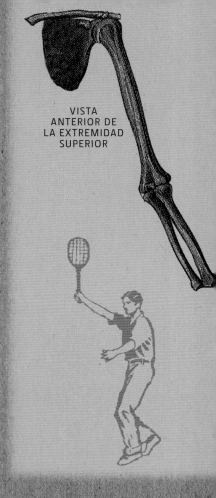

VISTA
ANTERIOR DE
LA EXTREMIDAD
SUPERIOR

olécranon

radio

cúbito

se articula
con el escafoides,
el semilunar
y el piramidal

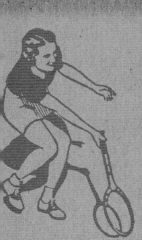

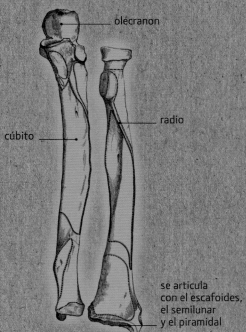

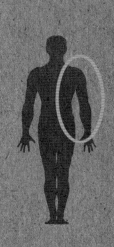

MANOS Y PIES

la anatomía en 30 segundos

La mano consta de 27 huesos:

8 en la muñeca, 5 en la palma y 14 en los dedos. La mano humana tiene un pulgar que se opone a los otros dedos, lo que permite la manipulación tanto de objetos pequeños y delicados como de grandes y pesados, y está ricamente inervada, con la mayor densidad de terminaciones nerviosas a nivel de la yema de los dedos. La mano izquierda está controlada por el lado derecho del cerebro y viceversa; la preferencia de la mano para escribir indica el lado dominante del cerebro. El pie está formado por 28 huesos: 2 en la porción posterior, 5 en la porción media y 19 en la porción anterior, así como 2 huesos sesamoideos localizados en un tendón, junto a la articulación del dedo gordo. Los huesos de los dedos y de la porción media del pie no están alineados a fin de que puedan agarrar objetos, sino para ofrecer una plataforma estable que permita soportar el cuerpo. Las articulaciones del pie facilitan la adaptación a las irregularidades del terreno al caminar y constituyen un elevador rígido para impulsar el cuerpo hacia delante durante la marcha; la mano, por el contrario, no tiene que sostener el peso del cuerpo, de manera que está adaptada para conseguir el máximo de flexibilidad. Las manos y los pies están controlados por grupos musculares que se originan en los brazos y las piernas respectivamente, junto con músculos más pequeños en la mano y en el pie.

INCISO EN 3 SEGUNDOS
Los huesos de la mano están adaptados para conferir destreza manual y los del pie para ofrecer una plataforma estable para soportar el peso y caminar.

DISECCIÓN EN 3 MINUTOS
Como media, la mano del hombre tiene una longitud de 18,9 cm, mientras que en una mujer mide 17,2 cm. La mano empieza a formarse en la séptima semana de gestación y el pie en la octava semana. En la semana 12 las manos y los pies ya están formados, con los dedos. La huella de los pies y de los dedos de las manos se forma en la semana 24 y las uñas alcanzan el extremo de los dedos en la semana 35.

TEMAS RELACIONADOS
véanse también
TIPOS DE TEJIDO ÓSEO
página 16
EXTREMIDADES INFERIORES
página 30
EXTREMIDADES SUPERIORES
página 32
TIPOS DE TEJIDO MUSCULAR
página 40

MINIBIOGRAFÍAS
WILHELM RÖNTGEN
1845-1923
Médico alemán que fue el primero en hacer una radiografía (de la mano de su mujer) utilizando un tubo de rayos catódicos.

TEXTO EN 30 SEGUNDOS
Judith Barbaro-Brown

Cada pulgar y cada dedo gordo del pie está formado por dos falanges, mientras que el resto de los dedos de las manos y los pies tienen tres, lo que hace un total de 56 falanges.

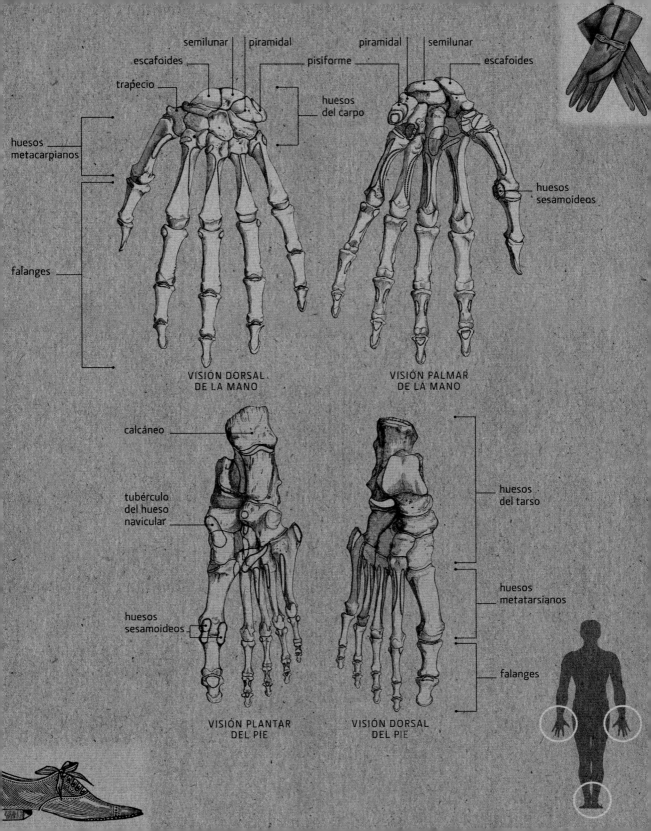

huesos metacarpianos

falanges

trapecio

escafoides

semilunar

piramidal

pisiforme

huesos del carpo

piramidal

semilunar

escafoides

huesos sesamoideos

VISIÓN DORSAL DE LA MANO

VISIÓN PALMAR DE LA MANO

calcáneo

tubérculo del hueso navicular

huesos sesamoideos

huesos del tarso

huesos metatarsianos

falanges

VISIÓN PLANTAR DEL PIE

VISIÓN DORSAL DEL PIE

SISTEMA MUSCULAR

SISTEMA MUSCULAR
GLOSARIO

abductor/aductor Músculos que actúan en pareja para mover una parte del cuerpo; el abductor desplaza una parte alejándola del cuerpo y de su eje central. Los movimientos opuestos, hacia el cuerpo o cruzando su eje central, son realizados por los músculos aductores.

anterior/posterior Parte frontal y dorsal del cuerpo. Un músculo anterior se encuentra en la parte anterior de una extremidad, mientras que el contrapuesto posterior se halla en la parte posterior.

bíceps braquial Músculo situado en la parte anterior del brazo, cuya función principal es la flexión, es decir, doblar el brazo a nivel de la articulación del codo. El contrapunto del bíceps braquial es el tríceps braquial, situado en la parte posterior del brazo; su función primordial es la extensión, es decir, estirar el brazo. El músculo bíceps presenta dos cabezas (se inserta en dos puntos en su porción superior), mientras que el tríceps tiene su origen en tres cabezas. Otro músculo bíceps importante es el bíceps femoral, situado en la parte posterior del muslo; sirve para flexionar la articulación de la rodilla y extender la articulación de la cadera.

constrictor Músculo que contrae o comprime una parte del cuerpo, como, por ejemplo, el que cierra un orificio corporal. Estos músculos también reciben el nombre de *esfínteres*.

depresor/elevador Músculo cuya función es hacer que baje o suba una parte del cuerpo. Un músculo depresor baja una parte del cuerpo, mientras que uno elevador la sube.

diafragma Estructura muscular muy fina y abovedada que contiene tejido tanto tendinoso como muscular; separa la cavidad torácica de la abdominal. El diafragma desempeña un papel clave en la respiración. Cuando se contrae y se aplana, aumenta significativamente el volumen de la caja torácica, mientras que cuando se relaja y se eleva, dicho volumen disminuye; al mismo tiempo, los músculos intercostales elevan y descienden la parrilla costal.

extensor/flexor Músculos que sirven para estirar y doblar una parte del cuerpo. Los extensores aumentan el ángulo entre los huesos a nivel de la articulación, mientras que los flexores lo disminuyen. Así, los músculos extensores estiran la pierna al aumentar el ángulo entre los huesos del muslo y de la pierna a nivel de la articulación de la rodilla; los músculos flexores doblan el brazo al disminuir el ángulo entre los huesos del antebrazo y el brazo a nivel de la articulación del codo.

músculo cardíaco Uno de los tres tipos de músculo del cuerpo, junto con el esquelético y el liso. El músculo cardíaco se localiza en el miocardio (la capa muscular del corazón) y se contrae de manera rítmica durante toda la vida de una persona.

músculo esquelético Uno de los tres tipos de músculo del cuerpo, junto con el cardíaco y el liso. El músculo esquelético está controlado por el sistema nervioso y siempre se encuentra conectado a través de nervios con la columna vertebral y el cerebro. El organismo se sirve de este músculo para realizar los movimientos conscientes, como levantar la pierna o doblar el brazo; asimismo, el músculo esquelético trabaja bajo control del subconsciente cuando, por ejemplo, sostiene la cabeza y las extremidades de una persona que está de pie y erguida.

músculo liso Uno de los tres tipos de músculo del cuerpo, junto con el cardíaco y el esquelético. El músculo liso se encarga de las acciones corporales involuntarias, como las del estómago y los intestinos o la vejiga urinaria. La peristalsis (serie de contracciones rítmicas que impulsan los alimentos a lo largo del tracto gastrointestinal) es llevada a cabo por un músculo liso.

músculos glúteos Músculos del trasero. Existen nueve músculos glúteos a cada lado. El glúteo mayor es el de mayor tamaño; da al trasero su forma redondeada y, junto al glúteo medio y el glúteo menor, es el que se encuentra más cerca de la superficie corporal. Sirven para extender el muslo, así como para mover el fémur hacia arriba y rotarlo a nivel de la articulación de la cadera.

pronador/supinador Músculos que facilitan la rotación. El pronador rota el antebrazo de manera que la palma de la mano mire hacia atrás o hacia abajo, mientras que el supinador lo rota de modo que la palma de la mano mire hacia delante o hacia arriba.

TIPOS DE TEJIDO MUSCULAR

la anatomía en 30 segundos

El músculo esquelético recibe también el nombre de *músculo estriado* debido a que alterna las bandas oscuras con las claras (estriaciones), como se observa a lo largo de sus fibras celulares con el microscopio. La existencia de estas bandas se debe a que las proteínas que forman el músculo se presentan como filamentos proteicos finos y gruesos superpuestos. Los filamentos gruesos son la miosina y los finos están compuestos por tres proteínas (actina, tropomiosina y troponina). Las bandas oscuras corresponden a los filamentos gruesos, solapadas en cada extremo por los filamentos finos; en la banda clara se localizan únicamente filamentos finos. El músculo se contrae cuando los filamentos gruesos y los finos se deslizan los unos sobre los otros, acortando el músculo. Las células del músculo cardíaco funcionan igual, pero son más pequeñas que las del músculo esquelético y están unidas entre sí mediante unas placas denominadas *discos intercalados*, las cuales ayudan a las células del músculo cardíaco a contraerse al unísono. La actina y la miosina están presentes en todos los tipos de músculo. En el cardíaco y el esquelético, estas proteínas están organizadas en unidades denominadas *sarcómeros*, con filamentos finos y gruesos. Las células del músculo liso no están organizadas en sarcómeros ni presentan estriaciones. Solo contienen actina y miosina, pero dispuestas en distintas direcciones: la contracción se produce en todos los sentidos.

INCISO EN 3 SEGUNDOS

Hay 3 tipos de músculos: esquelético (en los que mueven el esqueleto), cardíaco (en el corazón) y liso (en los pulmones, vasos sanguíneos, órganos y el sistema digestivo).

DISECCIÓN EN 3 MINUTOS

En general, los músculos esqueléticos se controlan voluntariamente, es decir, conscientemente. En el músculo cardíaco y el liso el control es involuntario y sus acciones están regidas por el sistema nervioso autónomo, fuera de nuestro control consciente. Como resultado, la frecuencia cardíaca, la presión arterial, el flujo sanguíneo y la respiración pueden variar de forma muy rápida para responder al entorno, lo que ayuda al cuerpo a funcionar bien en situaciones de estrés.

TEMAS RELACIONADOS
véanse también
MOVIMIENTOS
página 42
SISTEMA CIRCULATORIO
página 62
CORAZÓN
página 64
PULMONES
página 76

MINIBIOGRAFÍAS
GUILLAUME DUCHENNE
1806-1875
Neurólogo francés y primer clínico en practicar una biopsia muscular. Su nombre está asociado a varias enfermedades, incluida la distrofia muscular de Duchenne.

TEXTO EN 30 SEGUNDOS
Judith Barbaro-Brown

El músculo cardíaco trabaja sin descanso, nunca se cansa. A la edad de 70 años, se habrá contraído 2.500 millones de veces.

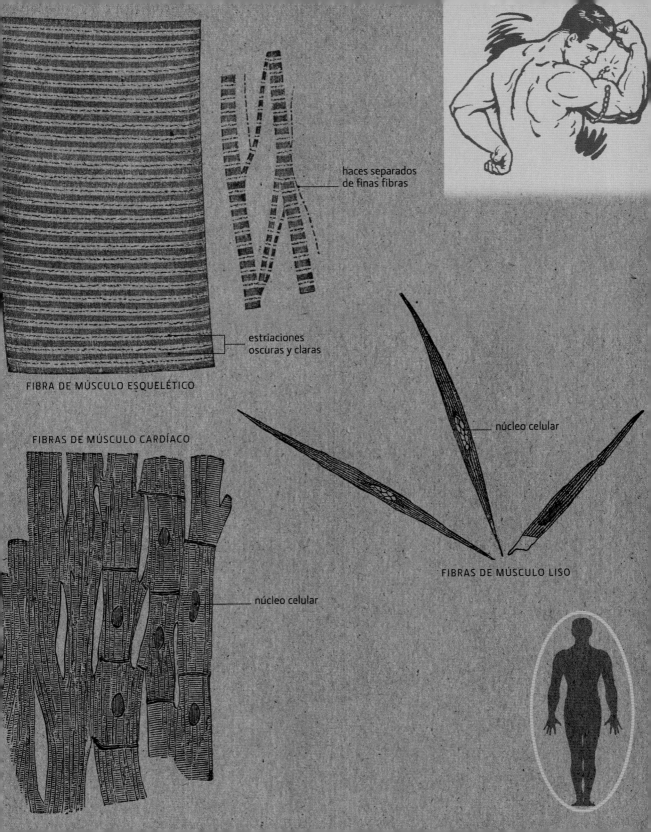

FIBRA DE MÚSCULO ESQUELÉTICO

haces separados
de finas fibras

estriaciones
oscuras y claras

FIBRAS DE MÚSCULO CARDÍACO

núcleo celular

núcleo celular

FIBRAS DE MÚSCULO LISO

MOVIMIENTOS

la anatomía en 30 segundos

Los tres planos de movimiento

del sistema musculoesquelético son el plano sagital, el frontal y el transversal, los cuales dividen el cuerpo en tres partes. El plano sagital va de delante a atrás, formando una parte derecha y otra izquierda y permite el movimiento del cuerpo hacia delante y hacia atrás, lo que se conoce como *flexión* y *extensión*. El plano frontal va de lado a lado y divide el cuerpo en parte anterior y parte posterior; permite movimientos de lado a lado, conocidos como *abducción* y *aducción*. El plano transversal divide el cuerpo en parte superior e inferior y los movimientos en este plano toman la forma de rotación. Los movimientos articulares se clasifican según estos planos: las articulaciones de un solo plano (como las interfalángicas de los dedos) permiten movimientos en un solo plano; las articulaciones de dos planos (como la atlantoaxial del cuello) tienen movimiento en ambos planos; las articulaciones con múltiples planos (como la del hombro) posibilita el movimiento en los tres planos simultáneamente. Los músculos y los tendones facilitan el movimiento, pero los ligamentos lo limitan para evitar las lesiones del sistema esquelético.

TEMAS RELACIONADOS
véanse también
ARTICULACIONES
página 18
LIGAMENTOS, CARTÍLAGO
Y TENDONES
página 20

TEXTO EN 30 SEGUNDOS
Judith Barbaro-Brown

INCISO EN 3 SEGUNDOS
Las personas son capaces de moverse en varios planos y la combinación de estos movimientos ofrece un elevado grado de flexibilidad.

DISECCIÓN EN 3 MINUTOS
Algunas personas poseen una capacidad de movimiento y una movilidad del sistema musculoesquelético mayor de lo normal; esto se conoce como *hipermovilidad*. Por ejemplo, pueden poner la pierna por detrás de la cabeza, mientras que otras personas pueden doblar la articulación de la rodilla tanto hacia delante como hacia atrás.

Los músculos pueden actuar en un único plano de movimiento, como al inclinar la cabeza, o hacerlo en los tres planos de movimiento, como al rotar la cabeza en un movimiento circular.

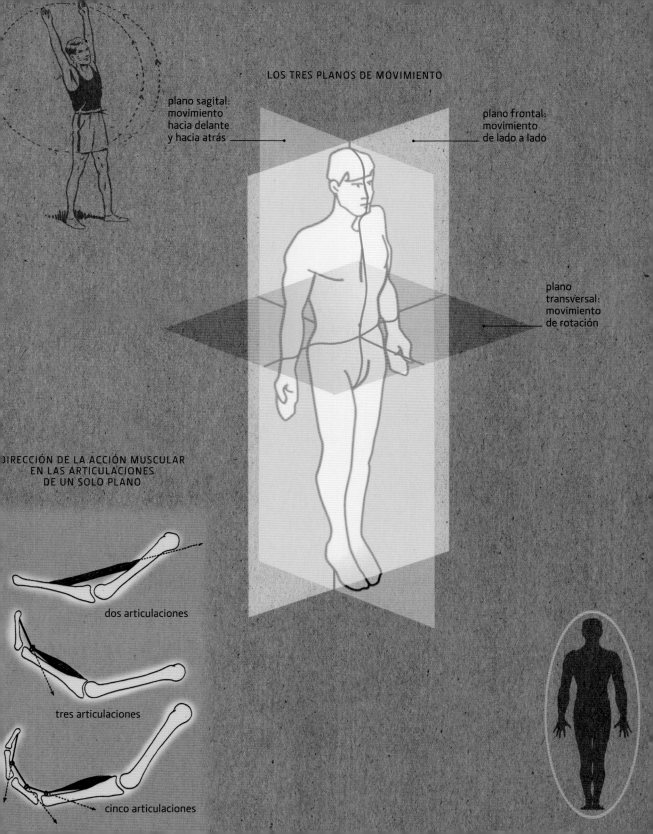

LOS TRES PLANOS DE MOVIMIENTO

plano sagital:
movimiento
hacia delante
y hacia atrás

plano frontal:
movimiento
de lado a lado

plano
transversal:
movimiento
de rotación

DIRECCIÓN DE LA ACCIÓN MUSCULAR
EN LAS ARTICULACIONES
DE UN SOLO PLANO

dos articulaciones

tres articulaciones

cinco articulaciones

MÚSCULOS FACIALES

la anatomía en 30 segundos

Parpadear, inflar los carrillos o fruncir
los labios son acciones que se hacen con los músculos
faciales. Los músculos de la expresión facial tienen
su origen en los huesos faciales del cráneo y se mueven
cuando son estimulados por el nervio facial: los
impulsos de este contraen las fibras musculares
y esto produce un movimiento. Los músculos faciales
se clasifican según su función primaria: los que dilatan
una estructura, como los que abren las ventanas
nasales, se conocen como *dilatadores*; los que hacen
posibles las expresiones faciales, como los que permiten
enarcar las cejas, son los *músculos de expresión*;
los que abren y cierran estructuras, como los ojos
o la boca, son conocidos como *músculos esfinterianos*.
Los nombres de los músculos faciales indican su
acción: los elevadores levantan las estructuras asociadas
a ellos, los depresores las empujan hacia abajo
y los corrugadores estiran la piel situada por encima,
además de mover los músculos asociados. Las fibras
que forman el músculo se insertan en una capa de la
piel (fascia). Cuando las fibras musculares se contraen,
la piel situada encima se mueve. Por ejemplo, cuando
el músculo situado alrededor de los ojos (músculo
orbicular) se contrae, los párpados se cierran, actuando
a modo de esfínter alrededor del globo ocular. Esta
habilidad para cerrar los párpados protege el globo
ocular de la luz brillante y de posibles lesiones.
Los músculos faciales controlan el grado de apertura
y la forma de la boca, lo cual es vital para el habla.

INCISO EN 3 SEGUNDOS
Existen más de 20 músculos
faciales. Estos permiten
expresar las emociones
y controlan la abertura y
cierre de los ojos y la boca.

DISECCIÓN EN 3 MINUTOS
Las enfermedades pueden
afectar al nervio facial
y provocar la parálisis
de los músculos faciales,
con lo cual estos se
caen; la lesión puede ser
transitoria o permanente.
Cuando la lesión del nervio
facial no tiene una causa
conocida, esta recibe
el nombre de *parálisis
de Bell*. Habitualmente
afecta a un lado de
la cara y puede durar
unos cuantos días
o varios años.

TEMAS RELACIONADOS
véanse también
CRÁNEO
página 22
TIPOS DE TEJIDO MUSCULAR
página 40

MINIBIOGRAFÍAS
CHARLES BELL
1774-1842
Anatomista y cirujano escocés
que describió la parálisis de Bell.

TEXTO EN 30 SEGUNDOS
Gabrielle M. Finn

*El músculo borla de
la barba, en la barbilla,
eleva el labio inferior,
por lo que en ocasiones
recibe el nombre de
«músculo de la boca
fruncida».*

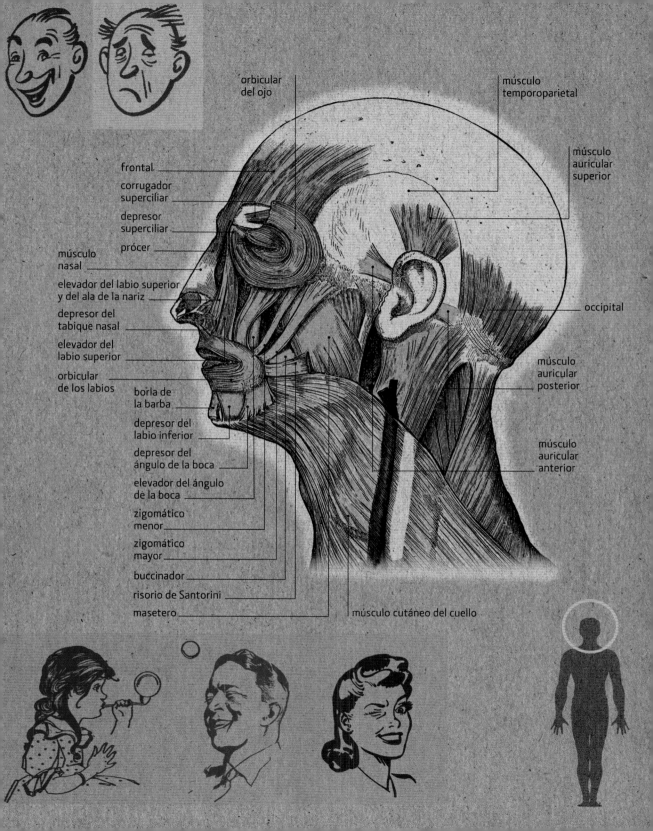

orbicular
del ojo

músculo
temporoparietal

músculo
auricular
superior

frontal

corrugador
superciliar

depresor
superciliar

prócer

músculo
nasal

elevador del labio superior
y del ala de la nariz

depresor del
tabique nasal

elevador del
labio superior

orbicular
de los labios

borla de
la barba

depresor del
labio inferior

depresor del
ángulo de la boca

elevador del ángulo
de la boca

zigomático
menor

zigomático
mayor

buccinador

risorio de Santorini

masetero

occipital

músculo
auricular
posterior

músculo
auricular
anterior

músculo cutáneo del cuello

MÚSCULOS DEL CUELLO

la anatomía en 30 segundos

El cuello es un tubo fibroso que se extiende desde la cabeza hasta el tórax. Contiene cuatro compartimentos: el vertebral, el visceral y dos carotídeos, uno a cada lado. Otras estructuras que atraviesan el cuello son el esófago, la tráquea, la arteria carótida interna y la vena yugular interna. A cada lado, el músculo esternocleidomastoideo divide el cuello en un triángulo posterior y uno anterior, con ocho músculos en cada uno de ellos. Los músculos posteriores sirven para inclinar la cabeza. Cuatro de ellos (recto anterior de la cabeza, recto lateral de la cabeza, largo del cuello y largo de la cabeza) se insertan en huesos de la columna vertebral, mientras que los otros cuatro (escaleno anterior, escaleno medio, escaleno posterior y elevador de la escápula) se unen a huesos de la extremidad. De los ocho músculos anteriores, los cuatro músculos suprahioideos se sitúan por encima y ayudan a elevar el hueso hioides (entre el mentón y el cartílago tiroides). Estos músculos (geniohioideo, estilohioideo, digástrico y milohioideo) empujan el hueso hioides hacia delante y hacia atrás, elevan el suelo de la boca o hacen que la mandíbula ascienda cuando masticamos o tragamos. Los músculos infrahioideos, situados por debajo del hueso hioides, son el esternohioideo, el tirohioideo, el omohioideo y el esternotiroideo; hacen descender el hueso hioides o el cartílago tiroides y contribuyen a facilitar la respiración y la fonación.

TEMAS RELACIONADOS
véase también
MÚSCULOS FACIALES
página 44

MINIBIOGRAFÍAS
PIERRE AUGUSTIN BÉCLARD
1785-1825
Anatomista francés que describió uno de los triángulos menores del cuello, el cual contiene la arteria lingual y el nervio hipogloso.

TEXTO EN 30 SEGUNDOS
December S. K. Ikah

Los principales músculos utilizados para la flexión (inclinación) del cuello son el esternocleidomastoideo y el trapecio.

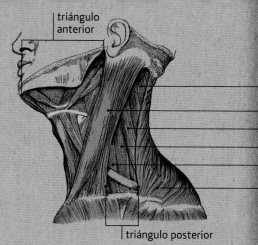

triángulo
anterior

esplenio de la cabeza

esternocleidomastoideo

elevador de la escápula

escaleno medio

escaleno anterior

trapecio

triángulo posterior

VISIÓN LATERAL DE LOS MÚSCULOS SUPERFICIALES

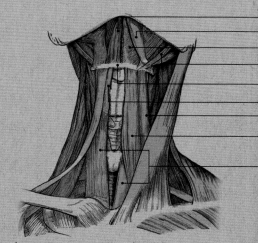

geniohioideo
digástrico
milohioideo
estilohioideo
hueso hioides
tirohioideo
omohioideo
esternohioideo

esternotiroideo

VISIÓN ANTERIOR DE LOS MÚSCULOS SUPERFICIALES

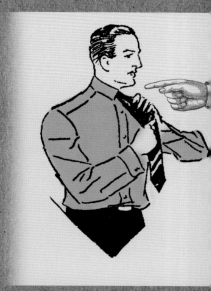

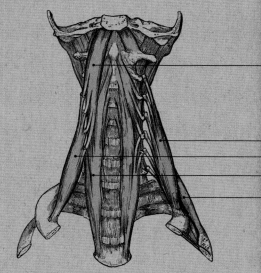

largo de la cabeza

escaleno medio
escaleno anterior
largo del cuello
escaleno posterior

VISIÓN ANTERIOR DE LOS MÚSCULOS PROFUNDOS

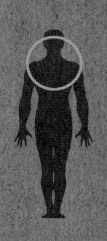

GRUPOS MUSCULARES DE LA EXTREMIDAD SUPERIOR

la anatomía en 30 segundos

Los músculos de la extremidad superior actúan como un sistema elevador: el movimiento de los músculos provoca una acción sobre la articulación vecina. Los músculos que se extienden desde el hombro hasta el codo (bíceps braquial), en la parte anterior del brazo, tienen como función principal la flexión del brazo a nivel de la articulación del codo. Los músculos de la parte posterior del brazo (tríceps braquial) realizan la extensión del brazo a nivel de la articulación del codo. Tanto el bíceps como el tríceps son músculos potentes, y están separados por el húmero (el hueso largo del brazo). Los músculos que cruzan la articulación del codo actúan sobre la articulación, el antebrazo, la muñeca y los dedos de la mano. La regla general para los músculos del antebrazo es que los flexores se sitúan en la parte anterior y los extensores en la posterior; los músculos anteriores son típicamente más grandes y fuertes que los posteriores. Los músculos del antebrazo realizan movimientos como la flexión, la extensión, la abducción, la aducción, la rotación de la palma de la mano hacia atrás o hacia abajo (pronación) o hacia delante o hacia arriba (supinación). Todos los músculos de la extremidad superior están inervados por nervios que proceden del plexo braquial.

INCISO EN 3 SEGUNDOS

Los músculos de la extremidad superior se sitúan entre el hombro y la punta de los dedos. Su función es realizar un amplio abanico de movimientos.

DISECCIÓN EN 3 MINUTOS

¿Se ha preguntado alguna vez qué es el túnel carpiano? Imagine un cable eléctrico (que contenga varios cables y esté envuelto por una cubierta de plástico). El túnel carpiano tiene una estructura similar y es el punto por el que los vasos sanguíneos, los nervios y los tendones cruzan la muñeca. Estos elementos pueden quedar comprimidos entre el techo (una vaina de tejido duro) y el suelo (hueso) del túnel o bien pueden inflamarse dentro del túnel.

TEMAS RELACIONADOS

véanse también
EXTREMIDADES SUPERIORES
página 32
MANOS Y PIES
página 34
PLEXOS NERVIOSOS
página 138

TEXTO EN 30 SEGUNDOS

Gabrielle M. Finn

El bíceps braquial, situado en la parte anterior del brazo, es el músculo que al flexionarlo dibuja una impresionante bola en los culturistas.

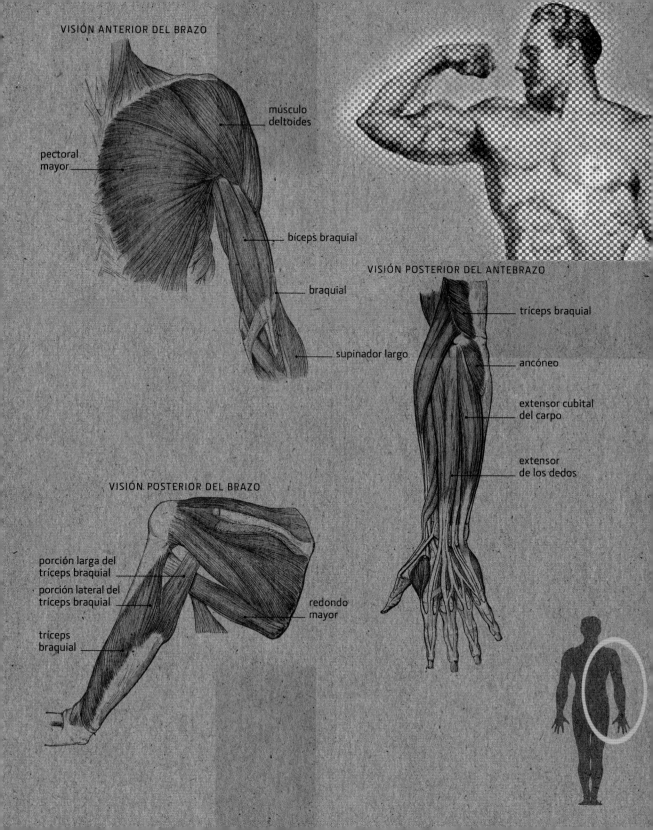

VISIÓN ANTERIOR DEL BRAZO

músculo
deltoides

pectoral
mayor

bíceps braquial

braquial

supinador largo

VISIÓN POSTERIOR DEL ANTEBRAZO

tríceps braquial

ancóneo

extensor cubital
del carpo

extensor
de los dedos

VISIÓN POSTERIOR DEL BRAZO

porción larga del
tríceps braquial

porción lateral del
tríceps braquial

tríceps
braquial

redondo
mayor

GRUPOS MUSCULARES DE LA EXTREMIDAD INFERIOR

la anatomía en 30 segundos

INCISO EN 3 SEGUNDOS
Los músculos de la
extremidad inferior se
organizan como músculos
del muslo, región glútea
y pierna (anatómicamente
la pierna va desde la
rodilla hasta el tobillo).

DISECCIÓN EN 3 MINUTOS
Las lesiones musculares
de la extremidad inferior
son frecuentes como
consecuencia de la
práctica de deporte.
Los músculos del muslo
se lesionan habitualmente
en actividades que implican
correr, como el fútbol
o el baloncesto. La fuerza
del ejercicio muscular
puede provocar la rotura
de las fibras musculares
o incluso, en casos
extremos, arrancar
el músculo de su inserción
ósea. Este tipo de lesiones
puede deberse a un
calentamiento inadecuado
o a una fuerza externa,
como una patada
de otro jugador.

En la cara anterior del muslo se localizan los dos grupos más importantes de músculos: los flexores de la cadera y los extensores de la rodilla. Los flexores de la cadera (pectíneo, sartorio y psoas iliaco) provocan la flexión del fémur a nivel de la articulación de la cadera; también contribuyen a la rotación del muslo. Los extensores de la parte anterior del muslo reciben el nombre de *cuádriceps femoral* y son el recto anterior del fémur, el vasto externo, el vasto interno y el vasto intermedio; estos permiten extender la pierna a nivel de la articulación de la rodilla y contribuyen a la flexión del muslo a nivel de la articulación de la cadera. Los antagonistas (músculos opuestos) del cuádriceps constituyen la musculatura isquiocrural de la parte posterior del muslo, formada por el bíceps femoral, el semitendinoso y el semimembranoso. Básicamente, estos músculos son los encargados de la flexión y rotación de la pierna. Los músculos glúteos también extienden el muslo, mueven el fémur hacia fuera (abducción) y rotan el fémur a nivel de la articulación de la cadera. Por debajo de la articulación de la rodilla, en la pierna hay diversos músculos. Los que están situados en la parte anterior (compartimento anterior) son los encargados de la dorsiflexión del pie, es decir, de que el talón baje hacia el suelo y los dedos del pie apunten hacia arriba, como ocurre durante la marcha; los de la parte posterior de la pierna (compartimento posterior) realizan la flexión plantar del pie.

TEMAS RELACIONADOS
véanse también
TIPOS DE TEJIDO ÓSEO
página 16
ARTICULACIONES
página 18
EXTREMIDADES INFERIORES
página 30
MANOS Y PIES
página 34
MOVIMIENTOS
página 42

TEXTO EN 30 SEGUNDOS
Gabrielle M. Finn

Tanto el músculo tibial anterior como el extensor del dedo gordo desempeñan un papel en la dorsiflexión del pie (levantar los dedos hacia arriba).

VISIÓN POSTERIOR DEL MUSLO

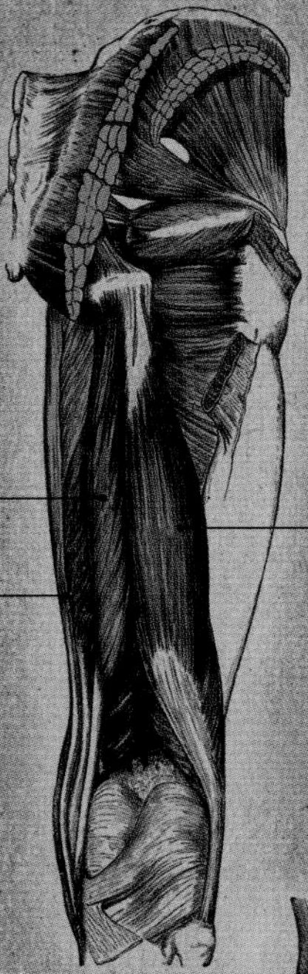

semitendinoso

semimembranoso

bíceps femoral

VISIÓN ANTERIOR DEL MUSLO

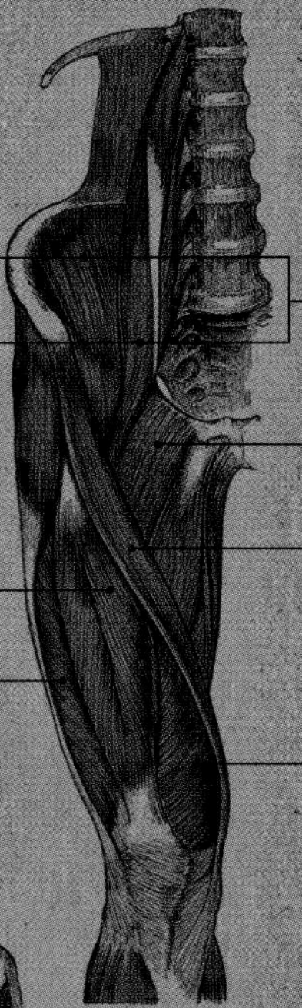

iliaco

psoas mayor

psoas íliaco

pectíneo

recto anterior del fémur

sartorio

vasto externo

vasto interno

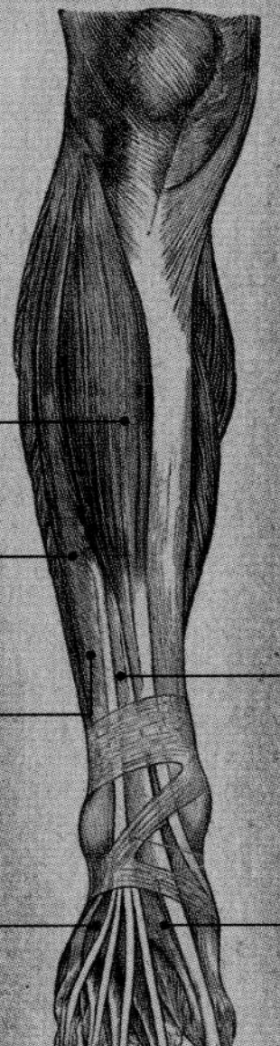

tibial anterior

extensor largo de los dedos

peroneo anterior

extensor corto de los dedos

extensor largo del dedo gordo

extensor corto del dedo gordo

VISIÓN ANTERIOR DE LA PIERNA

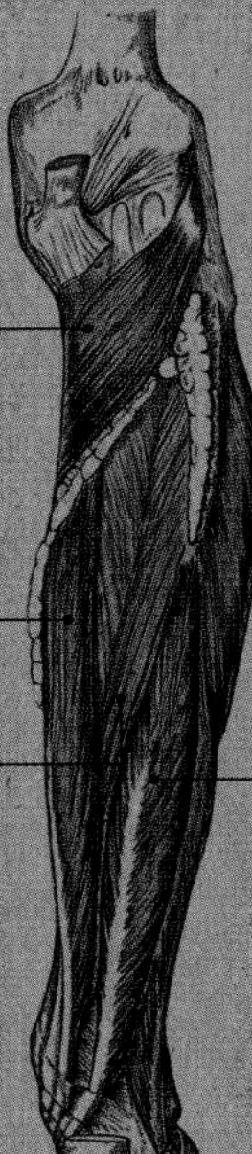

poplíteo

flexor largo de los dedos

tibial posterior

flexor largo del dedo gordo

VISIÓN POSTERIOR DE LA PIERNA

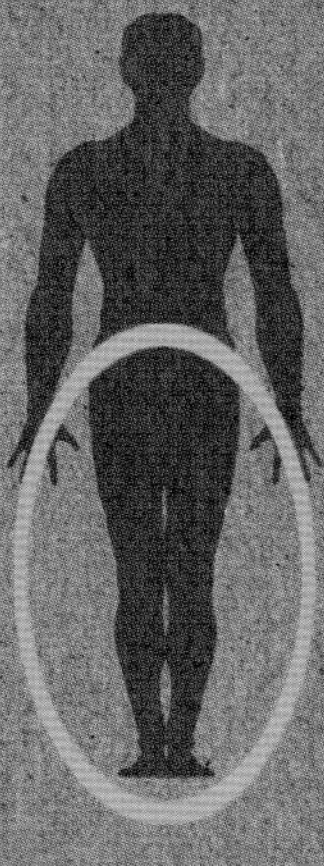

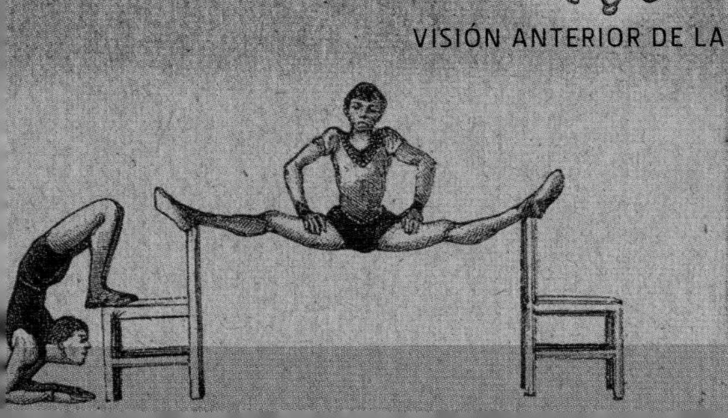

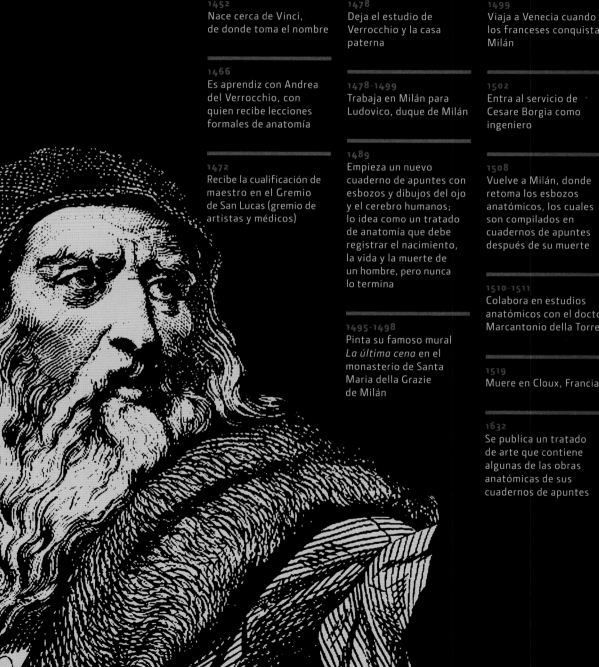

1452
Nace cerca de Vinci, de donde toma el nombre

1466
Es aprendiz con Andrea del Verrocchio, con quien recibe lecciones formales de anatomía

1472
Recibe la cualificación de maestro en el Gremio de San Lucas (gremio de artistas y médicos)

1478
Deja el estudio de Verrocchio y la casa paterna

1478-1499
Trabaja en Milán para Ludovico, duque de Milán

1489
Empieza un nuevo cuaderno de apuntes con esbozos y dibujos del ojo y el cerebro humanos; lo idea como un tratado de anatomía que debe registrar el nacimiento, la vida y la muerte de un hombre, pero nunca lo termina

1495-1498
Pinta su famoso mural *La última cena* en el monasterio de Santa María della Grazie de Milán

1499
Viaja a Venecia cuando los franceses conquistan Milán

1502
Entra al servicio de Cesare Borgia como ingeniero

1508
Vuelve a Milán, donde retoma los esbozos anatómicos, los cuales son compilados en cuadernos de apuntes después de su muerte

1510-1511
Colabora en estudios anatómicos con el doctor Marcantonio della Torre

1519
Muere en Cloux, Francia

1632
Se publica un tratado de arte que contiene algunas de las obras anatómicas de sus cuadernos de apuntes

LEONARDO DA VINCI

El hecho de que Leonardo da Vinci fuera el epítome del hombre del Renacimiento, un hombre multidisciplinario que no conocía límites y que combinó las herramientas y el talento del artista, el ingeniero, el músico, el científico, el arquitecto, el inventor, el cartógrafo, el geólogo, el anatomista y mucho más, no deja de ser un cliché. Pero, por regla general, los clichés se convierten en clichés porque son ciertos. Leonardo (Leonardo di ser Piero da Vinci) fue un hombre extraordinario, nacido en la oscuridad y fuera del matrimonio en Vinci, una pequeña población a las afueras de Florencia, y la leyenda dice que murió en los brazos del su último patrón, el rey de Francia. Su talento fue apreciado por reyes y príncipes, y aparentemente sobrevivió ileso al mecenazgo de papas y de los famosos Borgia. No obstante, después de una vida llena de creatividad e inventos, murió con el pesar de no haber acabado nunca ni un solo proyecto.

Los dibujos anatómicos fueron solo un aspecto de su prodigiosa obra y tuvieron su origen en su instrucción como artista. Leonardo fue aprendiz con el artista florentino Andrea del Verrocchio, el cual insistía en que todos sus discípulos estudiaran anatomía. Leonardo aprendió que la observación y una meticulosa inspección visual eran mucho más útiles que una larga y aburrida descripción oral.

Se convirtió en un maestro de la anatomía topográfica (registro de los músculos y tendones visibles); en 1490 produjo su dibujo icónico *Hombre de Vitruvio*. Como artista cualificado, se le permitió asistir a la disección de cuerpos humanos y trabajar en hospitales de Florencia y Milán, colaborando con el doctor Marcantonio della Torre, para realizar dibujos anatómicos finamente detallados del interior del cuerpo humano, incluido el esqueleto, el corazón, los vasos sanguíneos, los órganos sexuales y el feto en el interior de útero. Todo era documentado con meticuloso detalle, hasta el capilar más pequeño, y desde distintos ángulos, lo que creó un registro de gran valor para futuros anatomistas. Leonardo recopiló más de doscientas páginas de dibujos y anotaciones como preparación de un tratado de anatomía, pero fiel a sí mismo nunca acabó el proyecto. Los papeles fueron legados a su pupilo, Francesco Melzi, el cual tampoco finalizó el proyecto; finalmente, en 1632, 50 años después de la muerte de Melzi y 113 después de la de Leonardo, algunos de estos dibujos se publicaron en *Un tratado de arte*. Los demás se conservaron; en el siglo XVIII, William Hunter (*véanse* págs. 148-149) reconoció su importancia y los utilizó como modelo para sus propias ilustraciones anatómicas.

MÚSCULOS ABDOMINALES Y DE LA ESPALDA

la anatomía en 30 segundos

INCISO EN 3 SEGUNDOS
Los músculos abdominales y de la espalda estabilizan la columna vertebral y sirven de apoyo a la columna y a los órganos torácicos, abdominales y pélvicos.

DISECCIÓN EN 3 MINUTOS
La contracción de los músculos de la pared abdominal provoca un aumento de la presión en la cavidad abdominal, con lo cual se obtiene la fuerza necesaria para la defecación, la micción, el vómito, el levantamiento de pesos y el parto. Dado que la pared abdominal es débil, especialmente alrededor del ombligo, en ocasiones el aumento de la presión puede causar una hernia. Este proceso consiste en la protrusión del contenido abdominal bajo la piel. Con frecuencia requiere una intervención quirúrgica para resituarlo de nuevo dentro de la cavidad abdominal.

Los músculos del abdomen y de la espalda mantienen la postura, permiten mover el tronco y comprimir el contenido de la cavidad abdominal. Los de la espalda constituyen un soporte y son los responsables de que se pueda mover la columna vertebral, los hombros, los brazos y el cuello. Los músculos más superficiales incluyen el trapecio, el dorsal ancho y los romboides; estos se ocupan del movimiento del esqueleto apendicular (cintura escapular, pelvis y extremidades) y especialmente de la escápula. Los músculos intermedios (profundidad media) son el serrato anterior y posterior y contribuyen a la movilidad de las costillas durante la respiración. Los músculos profundos de la espalda, incluidos los espinotransversales y el erector de la columna, facilitan el movimiento de la cabeza y la extensión de la columna vertebral. La pared abdominal está formada por cuatro músculos planos (el oblicuo externo, el oblicuo interno, el transverso del abdomen y el recto del abdomen) que son los encargados de la flexión del tronco y comprimen el contenido abdominal. De estos, el recto del abdomen es el más superficial. Está separado en derecho e izquierdo por la línea alba (tejido fibroso) en el centro y también está dividido en bandas fibrosas horizontales denominadas *intersecciones tendinosas*.

TEMAS RELACIONADOS
véanse también
MOVIMIENTOS
página 42
MÚSCULOS RESPIRATORIOS
página 56

TEXTO EN 30 SEGUNDOS
Gabrielle M. Finn

En las personas con un físico atlético, las intersecciones tendinosas son visibles; la división resultante del recto abdominal es lo que popularmente se conoce como «tableta de chocolate».

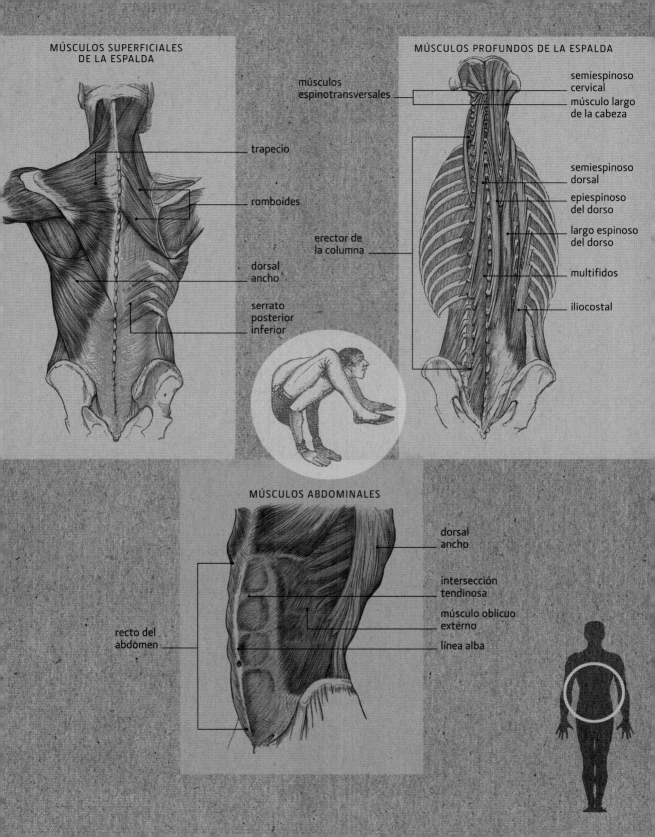

MÚSCULOS SUPERFICIALES DE LA ESPALDA

trapecio

romboides

dorsal ancho

serrato posterior inferior

MÚSCULOS PROFUNDOS DE LA ESPALDA

músculos espinotransversales

semiespinoso cervical

músculo largo de la cabeza

semiespinoso dorsal

epiespinoso del dorso

largo espinoso del dorso

erector de la columna

multifidos

iliocostal

MÚSCULOS ABDOMINALES

dorsal ancho

intersección tendinosa

músculo oblicuo externo

línea alba

recto del abdomen

MÚSCULOS RESPIRATORIOS

la anatomía en 30 segundos

INCISO EN 3 SEGUNDOS
Los músculos respiratorios son esenciales para la respiración. Al contraerse hacen posible el movimiento de la caja torácica, de modo que el aire puede entrar y salir de los pulmones.

DISECCIÓN EN 3 MINUTOS
Si se ponen las palmas de las manos a ambos lados de la caja torácica, pueden notarse los movimientos torácicos durante la respiración. El aumento de la dimensión lateral es como un movimiento de elevación del mango de un cubo que, como las costillas, se mueve hacia arriba y hacia fuera. El aumento de la dimensión anteroposterior es similar a la elevación del mango de una bomba –un movimiento hacia delante y hacia abajo–. La carne que un comensal disfruta cuando come costillas proviene del músculo intercostal del animal.

Los músculos respiratorios más importantes son el diafragma y los músculos intercostales internos y externos. El diafragma es una fina estructura abovedada formada tanto por tejido muscular como por tejido tendinoso, sujeta a la pared del cuerpo y la caja torácica. Separa las cavidades torácica y abdominal y lo atraviesan importantes estructuras como el esófago, la aorta torácica y la vena cava inferior. Durante la respiración en reposo, el diafragma se contrae y se aplana y su porción central tira hacia abajo, lo que aumenta el volumen vertical de la cavidad torácica; cuando se relaja y se eleva, el volumen vertical se reduce. Once pares de músculos intercostales se sitúan en distintos ángulos en dos capas entre las costillas. Cuando la persona inspira, los intercostales externos expanden la caja torácica levantando las costillas hacia arriba y hacia fuera; cuando la persona espira, los músculos intercostales bajan las costillas estrechando de esta manera la caja torácica. El extremo anterior de las costillas se conecta con el esternón o con la costilla vecina y se sitúa por debajo de su extremo posterior, el cual se une a la columna vertebral. Cuando una costilla se eleva, el esternón se mueve hacia arriba y hacia delante, lo que aumenta la dimensión anteroposterior. El aire es aspirado hacia los pulmones porque la presión de la cavidad torácica desciende y el tórax se expande.

TEMAS RELACIONADOS
véase también
PULMONES
página 76

MINIBIOGRAFÍAS
VESALIO (ANDREAS VESAL)
1514-1564
Anatomista flamenco que señaló el número de costillas en 1543

TEXTO EN 30 SEGUNDOS
Jo Bishop

Las fibras musculares del diafragma están sujetas a todo el contorno de la parte inferior del tórax e incluyen una zona de tejido fibroso con forma de trébol.

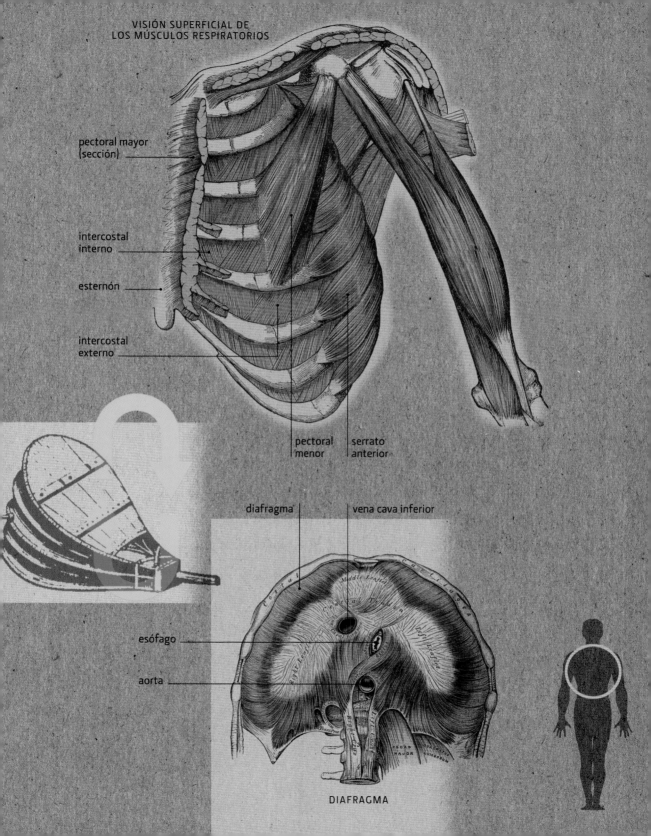

VISIÓN SUPERFICIAL DE
LOS MÚSCULOS RESPIRATORIOS

pectoral mayor
(sección)

intercostal
interno

esternón

intercostal
externo

pectoral
menor

serrato
anterior

diafragma

vena cava inferior

esófago

aorta

DIAFRAGMA

SISTEMAS CARDIOVASCULAR Y RESPIRATORIO

SISTEMAS CARDIOVASCULAR Y RESPIRATORIO
GLOSARIO

aurícula Una de las dos cámaras superiores del corazón.

capilares Pequeños vasos sanguíneos de la microcirculación del organismo. A través de las paredes de los capilares pasan el oxígeno y los nutrientes de la sangre hasta los tejidos, mientras que el anhídrido carbónico y los productos de desecho pasan de los tejidos a la sangre.

ciclo cardíaco Serie de contracciones del músculo cardíaco por las que la sangre llega a través de las venas, pasa por el corazón y es bombeada fuera, hacia las arterias. Sus dos principales fases son la diástole (la sangre entra en el corazón) y la sístole (la sangre es impulsada primero de las aurículas a los ventrículos y después fuera del corazón, hacia la arteria pulmonar y la aorta).

circulación pulmonar Parte del sistema circulatorio que lleva la sangre oxigenada desde los pulmones hasta el corazón y la sangre pobre en oxígeno de vuelta a los pulmones.

circulación sistémica Parte del sistema circulatorio que lleva la sangre rica en oxígeno desde el corazón hasta los órganos y tejidos del cuerpo y devuelve la sangre pobre en oxígeno al corazón. Los pulmones y el corazón tienen su propio sistema (conocidos como circulación pulmonar y circulación coronaria, respectivamente).

hilio Abertura de los pulmones por la que entran los bronquios principales y los vasos sanguíneos; este mismo término se utiliza para puntos de entrada similares de otros órganos como el bazo.

miocardio Tipo de músculo que se encuentra en el corazón, con la capacidad para trabajar sin descanso. El miocardio es la capa media de la pared del corazón, y está situado entre el epicardio externo y el endocardio interno.

nodo sinusal Grupo de células especializadas de la pared cardíaca de la aurícula derecha que emiten impulsos eléctricos para estimular y regular las contracciones del ciclo cardíaco. Podría decirse que es el marcapasos natural del corazón.

pericardio Saco de pared doble que envuelve y protege el corazón y la raíz de la vena capa superior, la vena cava inferior, la arteria pulmonar y la aorta, los cuatro vasos que llevan la sangre al corazón y también la distribuyen desde este órgano.

pleura Membrana de doble capa que cubre y protege cada uno de los pulmones. Una parte (pleura parietal) está pegada a la pared de la cavidad torácica, mientras que la otra (pleura visceral) está conectada a la superficie del pulmón. Las dos pleuras se tocan solo en una pequeña zona, en la parte posterior del esternón.

pulmones Sacos pares situados en la cavidad torácica que juntos forman un órgano clave del sistema respiratorio, donde, en un proceso conocido como *intercambio gaseoso*, el oxígeno del aire inhalado pasa de los pulmones a la corriente sanguínea y el anhídrido carbónico pasa de la corriente sanguínea a los pulmones para ser exhalado. El pulmón derecho es más grande que el izquierdo, el cual tiene que dejar espacio en el lado izquierdo del tórax para el corazón; ambos están protegidos por la caja torácica. Una persona respira habitualmente unas 25.000 veces al día y desplaza alrededor de 10.000 litros de aire.

tabique cardíaco Tabique central que divide las cámaras cardíacas, conocido también como *septo*. La misma palabra es utilizada para describir una pared separadora en otras partes del cuerpo, como por ejemplo la zona de cartílago y hueso que divide las cavidades nasales.

tráquea Tubo flexible fibrocartilaginoso (contiene tejido fibroso y cartílago) que se extiende desde la laringe hasta los pulmones y que se ramifica para formar los bronquios derecho e izquierdo. Cada uno de estos se ramifica hasta 25 veces en vías cada vez más pequeñas, hasta terminar en los diminutos sacos conocidos como *alveolos pulmonares*, donde se produce el intercambio gaseoso a través de las delgadas paredes membranosas de los alveolos.

vena porta hepática Vena que lleva la sangre desde el estómago, el intestino delgado y el grueso, la vesícula biliar, el bazo y el páncreas, a través de los capilares, hasta el hígado. Está formada por la unión de la vena mesentérica superior y la vena esplénica y, habitualmente, en el adulto tiene una longitud de unos 8 cm.

ventrículo Una de las dos cámaras inferiores del corazón.

SISTEMA CIRCULATORIO

la anatomía en 30 segundos

INCISO EN 3 SEGUNDOS
El sistema circulatorio
está formado por una
serie de tubos o vasos
a través de los cuales
la sangre es transportada
por todo el cuerpo.

DISECCIÓN EN 3 MINUTOS
Normalmente la sangre
fluye de forma suave,
lo que estimula las células
de las paredes vasculares
a liberar sustancias
químicas que protegen
los vasos y los mantienen
abiertos. Sin embargo,
en aquellos lugares
donde un vaso sanguíneo
se divide en dos, el flujo
sanguíneo se hace
turbulento y se pierden
estas sustancias químicas
protectoras. Esto facilita
que los depósitos de grasa
de la sangre penetren en
la pared vascular y puedan
producir un bloqueo.
Si este proceso se produce
en una arteria que lleva la
sangre al músculo cardíaco,
puede causar un infarto
de miocardio.

Con la sangre se distribuyen a lo largo
del cuerpo los nutrientes y el oxígeno hasta
los órganos y tejidos y se recogen las sustancias
químicas desechadas y el anhídrido carbónico
y se conducen a las partes del cuerpo donde
se puedan destruir y eliminar. La sangre viaja
hacia el corazón por las venas y sale del mismo
a través de las arterias. El sistema circulatorio
puede dividirse básicamente en dos partes.
El sistema pulmonar consiste en vasos que
transportan la sangre pobre en oxígeno desde
la parte derecha del corazón hasta los pulmones,
donde se recarga con oxígeno antes de que la sangre
vuelva a la parte izquierda del corazón. Entonces,
la circulación sistémica transporta la sangre al resto
del cuerpo para llevar el oxígeno y los nutrientes
a los tejidos, antes de volver a la parte derecha
del corazón. El proceso completo se repite de tal
manera que la sangre circula por todo el cuerpo.
Los latidos del corazón aportan la fuerza motora
que mantiene el movimiento de la sangre a lo largo
del sistema circulatorio.

TEMAS RELACIONADOS
véanse también
CORAZÓN
página 64
ARTERIAS Y VENAS
PRINCIPALES
página 66
MICROCIRCULACIÓN
página 68

MINIBIOGRAFÍAS
WILLIAM HARVEY
1578-1657
Médico inglés que descubrió
la circulación sistémica.

TEXTO EN 30 SEGUNDOS
Andrew T. Chaytor

*Habitualmente, la
sangre arterial tiene
un color rojo brillante
(porque está cargada
de oxígeno), mientras
que la sangre venosa
(aquí representada
en azul) es de un rojo
apagado.*

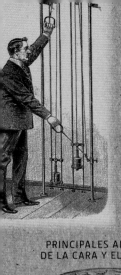

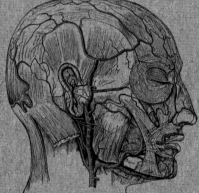

PRINCIPALES VENAS DE
LA CABEZA Y EL CUELLO

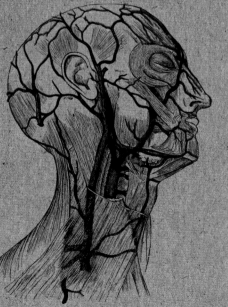

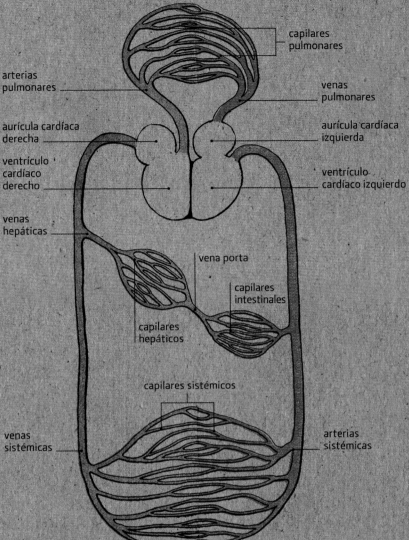

capilares
pulmonares

arterias
pulmonares

venas
pulmonares

aurícula cardíaca
derecha

aurícula cardíaca
izquierda

ventrículo
cardíaco
derecho

ventrículo
cardíaco izquierdo

venas
hepáticas

vena porta

capilares
intestinales

capilares
hepáticos

capilares sistémicos

venas
sistémicas

arterias
sistémicas

CIRCULACIÓN GENERAL
DE LA SANGRE

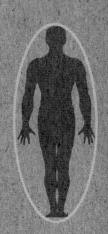

CORAZÓN

la anatomía en 30 segundos

Músculo del tamaño de un puño,
el corazón humano se sitúa en la parte anterior
del tórax, en el lado izquierdo. Está formado por dos
cámaras superiores (las aurículas derecha e izquierda)
y dos cámaras inferiores (los ventrículos derecho
e izquierdo), las cuales están llenas de sangre.
La aurícula izquierda y el ventrículo izquierdo
están conectados, igual que la aurícula derecha
y el ventrículo derecho; sin embargo, no existe
conexión entre las cámaras del lado derecho
y las del izquierdo. La sangre entra en el corazón
a través de las venas que drenan en la aurícula.
Seguidamente, pasa al ventrículo y sale del
corazón por las arterias. La función del corazón
es impulsar la sangre de los ventrículos con la
fuerza suficiente para que salga del corazón
con la velocidad necesaria para que pueda ser
transportada a través de las arterias por todo
el cuerpo. La sangre se mueve en una única
dirección a través del corazón –de las venas a
las aurículas, de estas a los ventrículos y de estos
a las arterias–. Esto se debe a la acción de las válvulas
unidireccionales situadas allí donde la aurícula
comunica con el ventrículo y también donde
los ventrículos se conectan con las arterias.

INCISO EN 3 SEGUNDOS
El corazón es un órgano
muscular que recibe
la sangre de las venas,
seguidamente se contrae
e impulsa la sangre a presión
hasta las arterias para que
sea transportada por todo
el cuerpo.

DISECCIÓN EN 3 MINUTOS
El latido del corazón
es el sonido que producen
las válvulas cardíacas
al cerrarse. La primera
parte corresponde al cierre
de la válvula mitral (entre
la aurícula y el ventrículo
izquierdos) y la válvula
tricúspide (entre la aurícula
y el ventrículo derechos);
el segundo corresponde
al ruido de la válvula aórtica
(entre el ventrículo
izquierdo y la arteria
aorta) y la válvula pulmonar
(entre el ventrículo derecho
y la arteria pulmonar).
Como media, el corazón
humano late unas 72 veces
por minuto, es decir,
4.320 veces por hora y
37.843.200 veces al año.

TEMAS RELACIONADOS
véanse también
SISTEMA CIRCULATORIO
página 62
ARTERIAS Y VENAS
PRINCIPALES
página 66
SISTEMA NERVIOSO
AUTÓNOMO
página 134

MINIBIOGRAFÍAS
LUDWIG REHN
1849-1930
Cirujano alemán que realizó
la primera cirugía cardíaca
con éxito en 1896.

TEXTO EN 30 SEGUNDOS
Andrew T. Chaytor

*El músculo de la parte
izquierda del corazón,
el cual bombea la sangre
a todo el cuerpo, es
entre tres y seis veces
más grueso que el
músculo de la parte
derecha del corazón.*

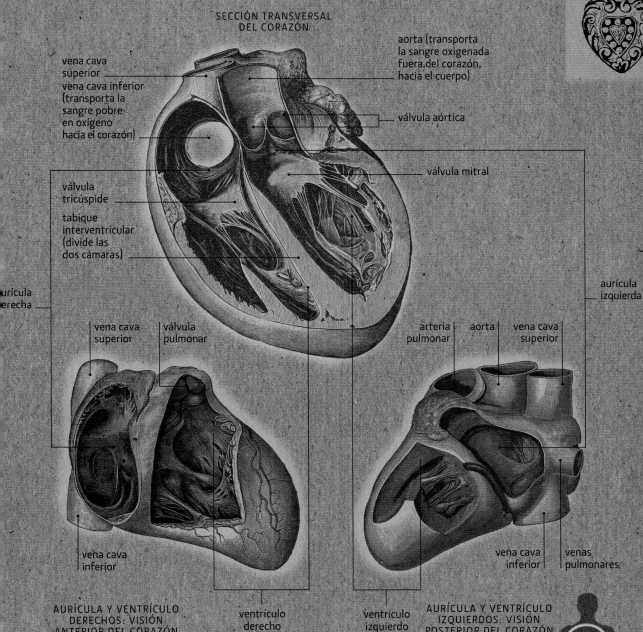

SECCIÓN TRANSVERSAL DEL CORAZÓN

vena cava superior

vena cava inferior (transporta la sangre pobre en oxígeno hacia el corazón)

aorta (transporta la sangre oxigenada fuera del corazón, hacia el cuerpo)

válvula aórtica

válvula mitral

válvula tricúspide

tabique interventricular (divide las dos cámaras)

aurícula derecha

aurícula izquierda

vena cava superior

válvula pulmonar

arteria pulmonar

aorta

vena cava superior

vena cava inferior

vena cava inferior

venas pulmonares

AURÍCULA Y VENTRÍCULO DERECHOS: VISIÓN ANTERIOR DEL CORAZÓN

ventrículo derecho

ventrículo izquierdo

AURÍCULA Y VENTRÍCULO IZQUIERDOS: VISIÓN POSTERIOR DEL CORAZÓN

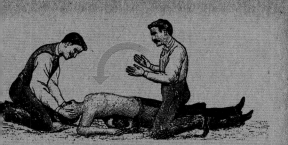

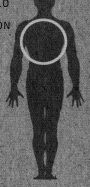

ARTERIAS Y VENAS PRINCIPALES

la anatomía en 30 segundos

INCISO EN 3 SEGUNDOS

Las arterias principales son vasos que llevan la sangre fuera del corazón, mientras que las venas principales conducen la sangre hacia el corazón.

DISECCIÓN EN 3 MINUTOS

Las venas contienen aproximadamente dos terceras partes de la sangre del cuerpo, por lo que actúan como un reservorio de sangre. La elasticidad de sus paredes lo hace posible. Por regla general, las venas son menos musculosas que las arterias y habitualmente están situadas más cerca de la piel. No obstante, algunas arterias están lo bastante cerca de la piel como para que una persona pueda sentir el pulso de la sangre; las mejores son la arteria radial, situada en la muñeca, y la arteria braquial, en la parte interior del codo.

Las arterias principales del cuerpo humano llevan sangre oxigenada, con la excepción de la arteria pulmonar, la cual transporta la sangre pobre en oxígeno desde el lado derecho del corazón hasta los pulmones. La arteria de mayor tamaño del cuerpo es la aorta, la cual conduce la sangre bombeada por la parte izquierda del corazón a alta presión. La aorta tiene una gruesa pared muscular que también contiene un material elástico; la elasticidad de la pared mantiene la presión elevada de la sangre y contribuye a impulsarla hasta las partes más distantes del cuerpo. La aorta se divide en arterias de menor tamaño, las cuales disponen de menos cantidad de material elástico en sus paredes y una mayor proporción de músculo. Cuando la sangre fluye a través de un tejido, lo hace a baja presión y penetra en las venas pequeñas. Estas últimas desembocan en venas de mayor tamaño, las cuales cuentan con una pared delgada y elástica que contiene cantidades menores de músculo. Las venas cava superior e inferior son venas que devuelven la sangre pobre en oxígeno a la parte derecha del corazón; la vena pulmonar es la única vena que lleva sangre oxigenada y se extiende desde los pulmones hasta el lado izquierdo del corazón.

TEMAS RELACIONADOS

véanse también
SISTEMA CIRCULATORIO
página 62
CORAZÓN
página 64
MICROCIRCULACIÓN
página 68

MINIBIOGRAFÍAS

PRAXÁGORAS DE COS
Activo h. 340 a. C
Influyente figura de la medicina de la antigua Grecia al que se distingue por haber sido el primero en distinguir entre arterias y venas.

TEXTO EN 30 SEGUNDOS
Andrew T. Chaytor

Las arterias carótidas llevan sangre oxigenada a la cabeza, mientras que las venas yugulares devuelven la sangre pobre en oxígeno al corazón.

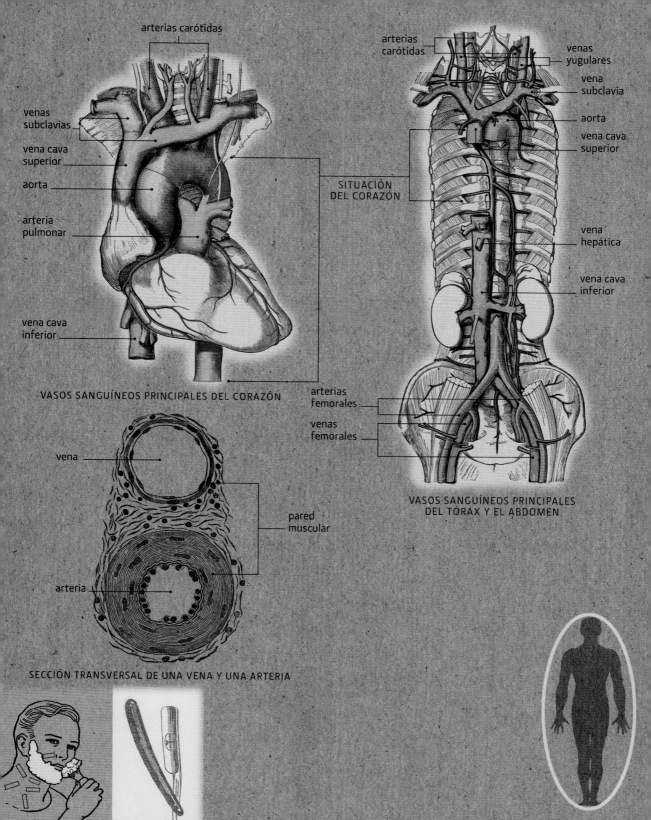

arterias carótidas

venas
subclavias

vena cava
superior

aorta

arteria
pulmonar

vena cava
inferior

SITUACIÓN
DEL CORAZÓN

VASOS SANGUÍNEOS PRINCIPALES DEL CORAZÓN

arterias
carótidas

venas
yugulares

vena
subclavia

aorta

vena cava
superior

vena
hepática

vena cava
inferior

arterias
femorales

venas
femorales

**VASOS SANGUÍNEOS PRINCIPALES
DEL TÓRAX Y EL ABDOMEN**

vena

pared
muscular

arteria

SECCIÓN TRANSVERSAL DE UNA VENA Y UNA ARTERIA

MICROCIRCULACIÓN

la anatomía en 30 segundos

La microcirculación está constituida
por arteriolas, capilares y vénulas, que juntos llevan
la sangre (y la retiran) de los órganos. Las arteriolas
tienen un diámetro aproximado de 5-100 micras
y cuentan con una capa externa de grueso músculo liso,
una adventicia interna (membranosa) más delgada
y una mucosa interna de células endoteliales (1 micra
es 1/1.000.000). La medida en que la capa de músculo
liso se contrae (dilatación o constricción) determina
el diámetro de la arteriola y consecuentemente el
flujo de la sangre a través del vaso y en los capilares.
El diámetro de los capilares es de 5-10 micras
y estos están formados únicamente por la delgada
capa de células endoteliales, pero en algunos casos
su diámetro es inferior al de los glóbulos rojos,
de manera que estos deben deformarse para
pasar por tan diminutos vasos. La estructura
de los capilares está bien adaptada a su función:
suponen una fina barrera a través de la que pueden
pasar el oxígeno y los nutrientes (por ejemplo,
la glucosa), así como el anhídrido carbónico.
Este flujo de sangre se denomina *flujo nutritivo*.
Las vénulas son principalmente canales de
recolección que drenan en las venas de mayor
tamaño. El líquido se filtra a través de las paredes
de los capilares y las vénulas para regular
el nivel de agua (hidratación) de los tejidos.

INCISO EN 3 SEGUNDOS
La microcirculación, una
serie de vasos sanguíneos
muy pequeños, controla
el flujo sanguíneo de
los órganos.

DISECCIÓN EN 3 MINUTOS
Cuando el movimiento
de líquido a nivel de la
microcirculación falla, puede
producirse la deshidratación
del tejido o la aparición de
edemas. La elefantiasis es
una infestación parasitaria
transmitida por el mosquito;
el parásito bloquea el
drenaje del sistema linfático
y provoca grandes edemas,
especialmente en la
parte inferior del cuerpo.
Por el contrario, cuando
se produce una hemorragia
(pérdida de sangre de los
vasos sanguíneos), pueden
pasar más de 500 ml
de líquido de los tejidos a
los capilares para aumentar
el volumen sanguíneo
en un proceso conocido
como *autotransfusión*.

TEMAS RELACIONADOS
véase también
SISTEMA LINFÁTICO
página 100

MINIBIOGRAFÍAS
MARCELLO MARPIGHI
1628-1694
Fisiólogo italiano que confirmó
la existencia de la circulación
capilar cuatro años después
de la muerte de William Harvey.

TEXTO EN 30 SEGUNDOS
Marina Sawdon

*En el lecho capilar,
una red de capilares
lleva la sangre
oxigenada a los tejidos
y recoge la sangre
pobre en oxígeno.*

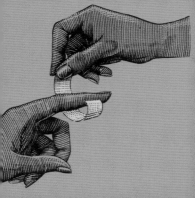

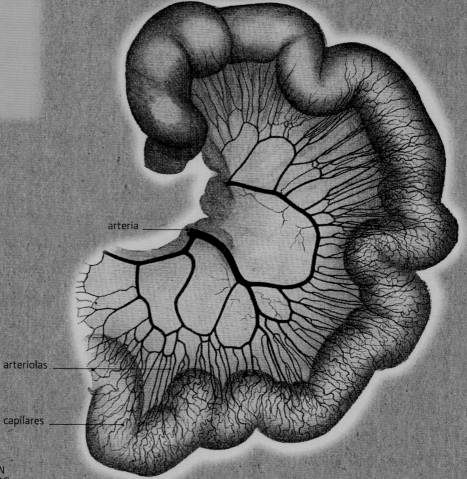

arteria

arteriolas

capilares

RED DE CAPILARES EN
EL INTESTINO DELGADO

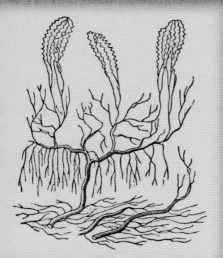

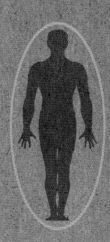

CIRCULACIÓN PORTAL

la anatomía en 30 segundos

El sistema porta está formado por
una vena que se origina por la agrupación de los
vasos sanguíneos más pequeños (un lecho capilar)
y se dirige directamente a un segundo lecho capilar
en un tejido diferente. El sistema porta de mayor
tamaño del organismo es el sistema porta hepático,
el cual transporta sangre pobre en oxígeno pero
rica en nutrientes de los intestinos hasta el hígado
a través de la porta hepática (puerta de entrada
del hígado y origen del nombre *sistema porta*); dado
que la vena porta hepática no se beneficia del latido
cardíaco, la sangre se mantiene a baja presión.
Una ventaja clave del sistema porta hepático
es que productos útiles de la digestión pueden
ser transportados directamente hasta el hígado
para su almacenaje y procesamiento. Otros sistemas
porta se encuentran en el cerebro y los riñones.
El hipotálamo, situado en el encéfalo, produce
hormonas que viajan a través de un sistema porta
directo hasta la hipófisis, donde controlan la
liberación de otras hormonas; en el riñón, un sistema
porta conecta las partes del riñón responsables
de filtrar la sangre con la parte que evita la excesiva
pérdida de líquidos.

INCISO EN 3 SEGUNDOS
Los sistemas porta del
cuerpo humano suponen
una conexión entre
órganos distantes y son
útiles para el transporte
de nutrientes y señales.

DISECCIÓN EN 3 MINUTOS
La cirrosis hepática
puede estar causada
por el consumo excesivo
de alcohol o infecciones
víricas. El hígado resulta
dañado y deja de funcionar
de manera adecuada
y se forma tejido cicatrizal.
Este interrumpe el flujo
sanguíneo de la vena
porta y hace que la sangre
retorne al sistema porta.
Esto provoca una salida
de líquido de la vena
porta y causa un edema
abdominal, como puede
verse en pacientes
con cirrosis hepática.

TEMAS RELACIONADOS
véanse también
ARTERIAS Y VENAS
PRINCIPALES
página 66
MICROCIRCULACIÓN
página 68

TEXTO EN 30 SEGUNDOS
Andrew T. Chaytor

*Con unos 8 cm de
longitud, la vena porta
hepática transporta
unas tres cuartas partes
de la sangre hasta el
sistema porta hepático,
mientras que el resto
es conducida por
las arterias hepáticas.*

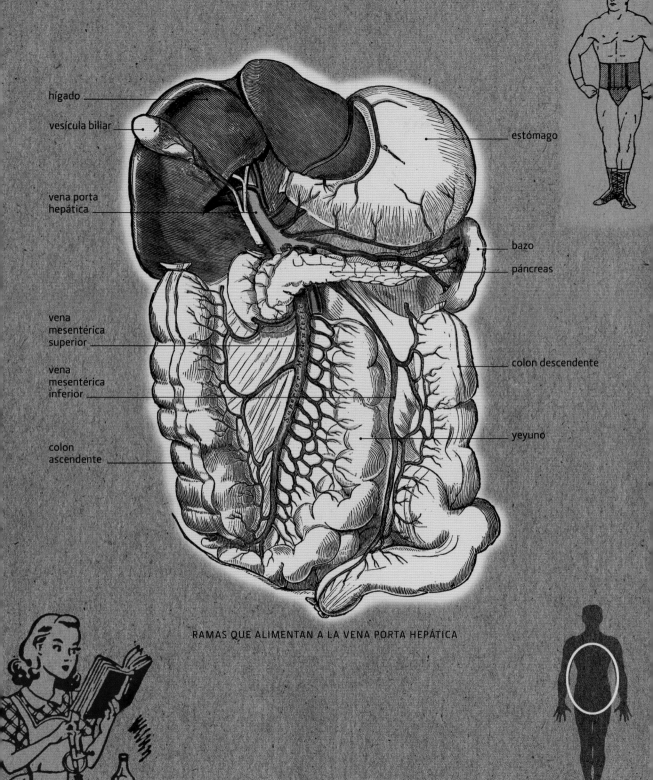

hígado

vesícula biliar

vena porta
hepática

vena
mesentérica
superior

vena
mesentérica
inferior

colon
ascendente

estómago

bazo

páncreas

colon descendente

yeyuno

RAMAS QUE ALIMENTAN A LA VENA PORTA HEPÁTICA

BAZO

la anatomía en 30 segundos

El bazo se encuentra entre el diafragma, el estómago y el riñón izquierdo, y se extiende desde las costillas 9 y 10, en el cuadrante superior izquierdo del abdomen. Es el órgano linfático más grande del organismo, pesa más de 150 g y mide unos 12 cm, es decir, el tamaño de un puño cerrado. Su color es rojo intenso debido a la gran cantidad de sangre que contiene y realiza procesos similares en la sangre a los que los ganglios linfáticos llevan a cabo en la linfa. Una red de canales arteriales y espacios (senos) actúa como un colador para frenar el flujo de sangre a través del bazo, lo que contribuye a filtrar la sangre y activar, en caso necesario, una respuesta inmunitaria. El hilio esplénico es una abertura a través de la cual entra la arteria esplénica y salen la vena esplénica y los vasos linfáticos eferentes. La parte formada por las células esplénicas recibe el nombre de *pulpa*. En la pulpa roja se encuentra un gran número de glóbulos rojos, mientras que en la blanca hay zonas de nódulos linfáticos que sintetizan anticuerpos. El bazo es susceptible a las roturas por un traumatismo abdominal, ante lo que se requiere un tratamiento inmediato, ya que una gran cantidad de sangre puede invadir la cavidad abdominal.

INCISO EN 3 SEGUNDOS
El bazo destruye los glóbulos rojos viejos y dañados y filtra los agentes patógenos que circulan por la sangre. Está formado por la pulpa roja y la pulpa blanca.

DISECCIÓN EN 3 MINUTOS
Cuando la función de la médula ósea se ve comprometida, el bazo retoma la función que desempeña en el feto, es decir, la producción de glóbulos rojos. Después de una herida con pérdida importante de sangre, el bazo se contrae, de manera que hace que la sangre almacenada entre en circulación. Si se lesiona, puede extirparse el bazo sin que el organismo se vea perjudicado en su funcionamiento. No obstante, las personas sin bazo son más vulnerables a las infecciones.

TEMAS RELACIONADOS
véase también
SISTEMA LINFÁTICO
página 100

MINIBIOGRAFÍAS
RUDOLF VIRCHOW
1821-1902
Patólogo alemán que describió por primera vez el término *leucemia* en 1856.

TEXTO EN 30 SEGUNDOS
Jo Bishop

El bazo se mantiene en su posición en la parte superior izquierda del abdomen mediante dos ligamentos que lo conectan con el estómago y con el riñón izquierdo.

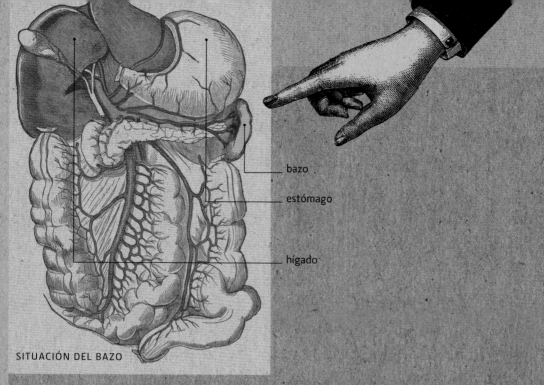

bazo

estómago

hígado

SITUACIÓN DEL BAZO

SECCIÓN TRANSVERSAL DEL BAZO

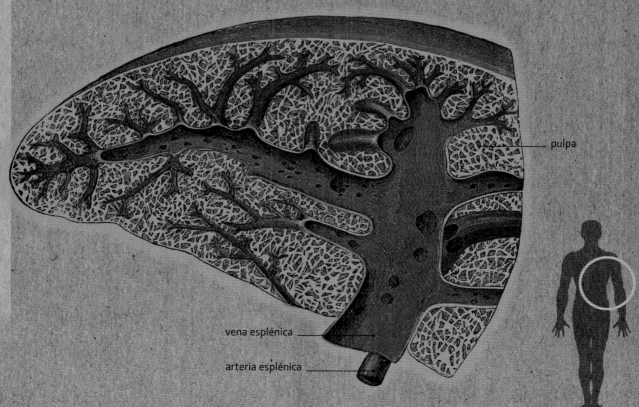

pulpa

vena esplénica

arteria esplénica

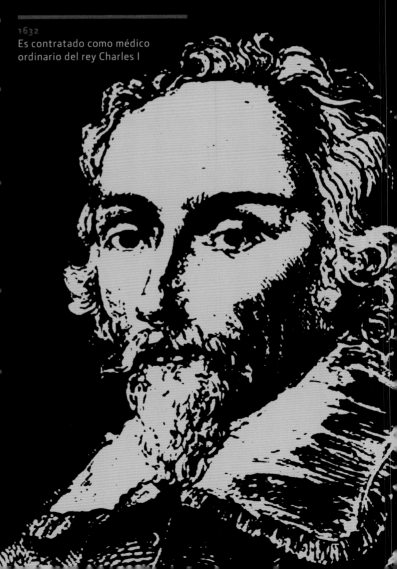

1578
Nace en Folkestone, Kent

1597
Se gradúa en la Universidad de Gonville y Caius, Cambridge

1604
Ingresa en el Colegio de Medicina de Londres

1609
Médico adjunto en el Hospital Saint Bartholomew de Londres

1613
Elegido censor del Colegio de Medicina. Su función era examinar a los candidatos al colegio y mantener el estándar médico

1615-1656
Se incorpora como conferenciante de Lumleian en el Colegio de Médicos, y es obligado a ofrecer conferencias públicas durante siete años

1616
En sus conferencias de anatomía ofrece su primera descripción de su idea de la circulación

1618
Es contratado como médico extraordinario del rey James I

1625
Reelegido censor del Colegio de Médicos

1628
Publica sus teorías en su libro *Exercitatio Anatomica de Motu Cordis et Sanguinis in Animalibus* («Un estudio anatómico sobre la moción del corazón y de la sangre de los animales»)

1632
Es contratado como médico ordinario del rey Charles I

1654
Es elegido presidente del Colegio de Médicos, pero no puede aceptar por razones de salud

1657
Muere en Roehampton, Londres; es enterrado en Hempstead, Essex

emas cardiovascular spiratorio

WILLIAM HARVEY

Puede describirse a William Harvey como el Galileo de la ciencia médica. (Resulta tentador suponer que ambos hombres se conocieron, ya que Harvey permaneció en Roma en el tiempo en que allí estuvo Galileo, en 1636, pero no existen pruebas que lo confirmen.) Harvey proporcionó la primera descripción detallada del sistema circulatorio y de la función del corazón como bomba de este sistema, con lo que se enfrentó a la ortodoxia dominante basada en las teorías de Galeno (*véanse* págs. 114-115). Al poner al corazón en el centro del sistema, su teoría tiene toda la convincente elegancia de la teoría heliocéntrica de Galileo (la cual situaba al Sol en el centro del universo) y despertó la misma controversia. Harvey no despertó la ira de los papas, tal y como hizo Galileo, pero en cierto sector de la jerarquía médica se ganó grandes detractores y muchos médicos aseguraron que preferían «errar con Galeno que proclamar la verdad con Harvey». Esto le supuso pérdidas económicas y su consulta sufrió, pero sin lugar a dudas su carrera fue exitosa. Un inteligente matrimonio en 1604 con Elizabeth Browne (hija de Lancelot Browne, antiguo médico de la corte de la reina Elisabeth I y en aquel momento de su sucesor, el rey James I) comportó que durante la época en que Harvey publicó sus ideas fuera médico de la corte del rey Carlos I, con una significativa proporción de la aristocracia apoyando sus libros; asimismo, tenía un prestigioso puesto en el Colegio de Médicos, y en mayor o menor grado acudía al Hospital de Saint Bartholomew para trabajar para el bien público ayudando a los pobres. Consecuentemente, su revolucionaria postura no le relegó a la sombra.

Las ideas de Harvey se inspiraron en las de su mentor de la Universidad de Padua, Gerónimo Fabricio, que realizó un estudio sobre las válvulas de una sola dirección que dedujo que orquestaban el sistema venoso. Harvey extrapoló a partir de ello que el sistema venoso retornaba la sangre hasta el corazón (en lugar de dispersarla de alguna manera a lo largo de la piel), que los pulmones debían de ser una especia de oxigenador en vez de un simple mecanismo refrigerador y que la sangre arterial no era nueva, sino reoxigenada. La falta de un microscopio lo suficientemente potente hizo que Harvey no pudiera ver cómo trabajan los capilares, pero dedujo su existencia (*véanse* págs. 62-67). Fue capaz de calcular la velocidad a la que late el corazón y cuánta sangre es bombeada en el sistema.

Irónicamente, Harvey murió de una hemorragia cerebral provocada por la gota. En el Hospital de Saint Bartholomew existe un instituto de investigación que lleva su nombre y un moderno hospital del mismo nombre en Ashford, Kent, Inglaterra.

PULMONES

la anatomía en 30 segundos

En unos pequeños sacos denominados *alveolos*, situados en los pulmones, tiene lugar un proceso que se conoce como *intercambio gaseoso*, el cual hace posible que el oxígeno inhalado pase a la sangre para ser transportado hasta el corazón y que el anhídrido carbónico de la sangre que proviene del corazón pase a los pulmones para ser exhalado. Los dos pulmones están situados uno a cada lado del corazón, dentro de la cavidad torácica, con la base sobre el diafragma, la punta (ápex) superior proyectándose hacia el cuello, una superficie costal y una superficie media. El tejido pulmonar (parénquima) contiene fibras elásticas, músculo liso y ganglios linfáticos; los pulmones están divididos en lóbulos irrigados por vasos tributarios de las arterias y venas pulmonares y conectados con las vías respiratorias. Las estructuras entran y salen de los pulmones por el hilio. Estas incluyen la arteria pulmonar que lleva la sangre pobre en oxígeno del corazón, dos venas pulmonares que conducen la sangre oxigenada hasta el corazón y los bronquios principales, los vasos bronquiales, nervios y vías linfáticas. El pulmón derecho tiene tres lóbulos (superior, medio e inferior), separados por una fisura oblicua. La fisura horizontal divide el lóbulo superior del inferior. El pulmón izquierdo es más pequeño y tiene dos lóbulos (superior e inferior), separados por una fisura oblicua.

INCISO EN 3 SEGUNDOS
En los pulmones, el oxígeno pasa desde el aire inhalado a la sangre, mientras que el anhídrido carbónico pasa de la sangre a los pulmones para ser exhalado.

DISECCIÓN EN 3 MINUTOS
Cada uno de los pulmones se halla cubierto por un saco continuo de doble capa, la pleura. La pleura parietal está unida a la pared torácica y la pleura visceral, a la superficie de los pulmones. El espacio pleural entre ambas está lleno de un lubricante, el surfactante. Los bebés prematuros tienen problemas para respirar porque no producen el surfactante, que se les tiene que administrar de forma artificial, así como ventilación asistida hasta que sus pulmones maduran.

TEMAS RELACIONADOS
véanse también
MÚSCULOS RESPIRATORIOS
página 56
ÁRBOL BRONQUIAL
página 78

MINIBIOGRAFÍAS
KURT VON NEERGAARD
1887-1947
Médico danés que en 1929 describió la función del surfactante.

TEXTO EN 30 SEGUNDOS
Jo Bishop

El corazón está situado en la cavidad torácica, entre los pulmones, con los que se encuentra conectado a través de la arteria pulmonar y las dos venas pulmonares.

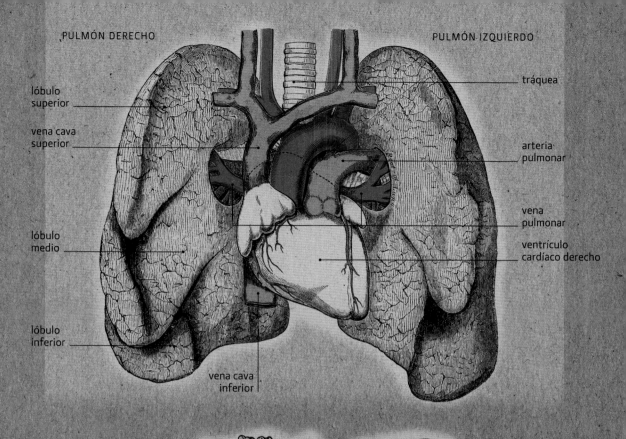

PULMÓN DERECHO

PULMÓN IZQUIERDO

tráquea

lóbulo
superior

vena cava
superior

arteria
pulmonar

vena
pulmonar

ventrículo
cardíaco derecho

lóbulo
medio

lóbulo
inferior

vena cava
inferior

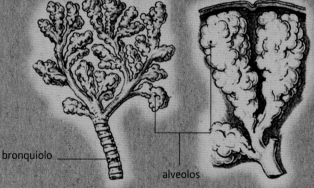

bronquiolo

alveolos

BRONQUIOLO Y ALVEOLOS

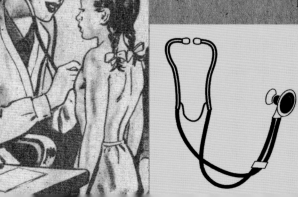

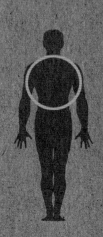

ÁRBOL BRONQUIAL

la anatomía en 30 segundos

INCISO EN 3 SEGUNDOS
El árbol bronquial
conduce el aire hasta
los pulmones y está
formado por la tráquea,
los bronquios derecho
e izquierdo, los bronquios
lobulares, los segmentarios
y los terminales.

DISECCIÓN EN 3 MINUTOS
En los pulmones hay
alrededor de 300 millones
de alveolos. Su superficie
es de aproximadamente 60 m².
La media de respiraciones
de una persona es de unas
25.000 veces al día; los
pulmones son muy ligeros
(si un pulmón se mete
en el agua, flotará).

La tráquea conduce el aire desde
la laringe hasta los pulmones. Es un tubo flexible
que de media tiene 11 cm de largo y 2,5 cm de diámetro
y que se mantiene abierto. Está constituida por una
serie de cartílagos en forma de C; los anillos incompletos
permiten el paso de la comida fácilmente hacia el
esófago, situado por detrás. La tráquea se divide para
formar los bronquios principales derecho e izquierdo,
los cuales también están compuestos por cartílago
y se dirigen respectivamente al pulmón derecho e
izquierdo. El resto de las ramificaciones se producen
dentro del tejido pulmonar. Los bronquios principales
se dividen para formar los bronquios lobulares
(bronquios secundarios), tres en el lado derecho
y dos en el izquierdo, los cuales se ramifican a su vez
para formar los bronquios segmentarios (terciarios).
Estos últimos llevan el aire a zonas específicas
del pulmón (segmentos broncopulmonares).
Esta ramificación prosigue a través del tejido
pulmonar con ramificaciones cada vez más pequeñas,
como ocurre con las ramas de un árbol (de ahí el
nombre de «árbol bronquial»). El número de cartílagos
disminuye hasta que los bronquiolos más reducidos
contienen solo músculo liso. El intercambio gaseoso
tiene lugar en unos bronquíolos terminales, a nivel
de los racimos de sacos denominados *alveolos*.
Aquí, el oxígeno inhalado pasa a la sangre y el
anhídrido carbónico sale. Entonces, el anhídrido
carbónico es expulsado del organismo con la espiración.

TEMAS RELACIONADOS
véanse también
MÚSCULOS RESPIRATORIOS
página 56

PULMONES
página 76

FARINGE, LARINGE
Y CUERDAS VOCALES
página 120

MINIBIOGRAFÍAS
ROBERT BOYLE
1627-1691
Químico angloirlandés
que formuló la ley de Boyle
para calcular el intercambio
gaseoso.

TEXTO EN 30 SEGUNDOS
Jo Bishop

*El bronquio principal
derecho es más ancho
y desciende en un ángulo
más pronunciado que
el izquierdo; ambos
bronquios continúan
ramificándose hasta los
bronquiolos terminales.*

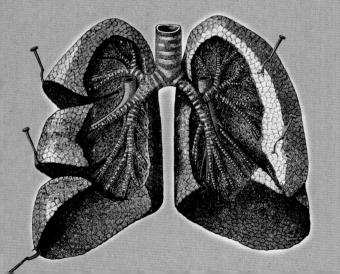

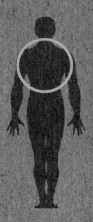

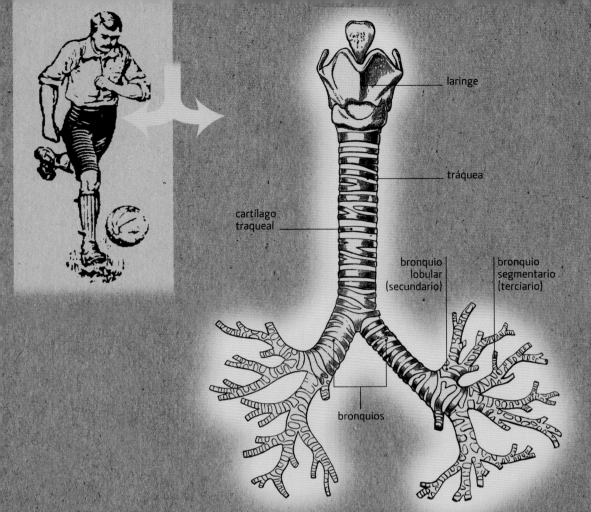

laringe

tráquea

cartílago
traqueal

bronquio
lobular
(secundario)

bronquio
segmentario
(terciario)

bronquios

ÁRBOL BRONQUIAL EN SU POSICIÓN

SISTEMA DIGESTIVO

SISTEMA DIGESTIVO
GLOSARIO

ampolla de Vater Parte dilatada del colédoco biliar que se encuentra con el conducto pancreático y después se abre al duodeno, la primera parte del intestino delgado.

colédoco Conducto que va desde la vesícula biliar hasta el duodeno. El colédoco lleva la bilis, un líquido amargo de color marrón verdoso que se produce en el hígado y se almacena en la vesícula biliar; la bilis desempeña un papel clave en la digestión de los alimentos, especialmente en la descomposición de las grasas en el intestino delgado.

conducto pancreático Conducto que sale del páncreas y se encuentra con el colédoco a la altura de la ampolla de Vater, antes de abrirse en el duodeno. Lleva a enzimas que contribuyen a la digestión de los alimentos.

corteza renal Región del riñón que filtra la sangre para producir la orina, la cual se filtra a través de la médula renal antes de pasar a la vejiga urinaria por los uréteres. La corteza está formada por 1,2 millones de túbulos denominados *nefronas*; además de filtrar la sangre y formar la orina, reabsorben diversas sustancias útiles. Una nefrona está constituida por una serie de capilares sanguíneos denominados *glomérulos* que están situados dentro de un saco (cápsula de Bowman). Tenemos dos riñones, uno a cada lado de la columna vertebral; los riñones filtran 1,3 l de sangre por minuto.

esófago Primera parte del tracto gastrointestinal; consiste en un tubo muscular que va desde la faringe hasta el estómago. Su nombre deriva del término griego *oisophagos* («entrada de comida»).

ganglios linfáticos Nódulos con forma de judía que se encuentran a intervalos en el sistema de vasos linfáticos. Los ganglios linfáticos contienen glóbulos blancos que sirven para atacar a las bacterias y combatir la infección.

islotes de Langerhans Células especializadas del páncreas que producen las hormonas insulina y glucagón, las cuales disminuyen y aumentan respectivamente el nivel de azúcar en sangre, así como la somatostatina, la cual controla la liberación de la hormona del crecimiento.

médula renal Porción interna del riñón que contiene las pirámides renales, los cálices menores, el espacio pélvico y los cálices mayores.

píloro Tercera de las tres partes del estómago, después del fundus y el cuerpo del estómago. Desde el píloro, la mezcla líquida de alimentos parcialmente digeridos (quimo) pasa al duodeno, primera porción del intestino delgado, a través del esfínter pilórico; a continuación, el esfínter se cierra para evitar que cualquier partícula de comida que quede en el líquido pase al intestino delgado. Los alimentos pasan al intestino delgado alrededor de una hora después de la ingesta de una comida ligera y hasta siete horas después de una comida copiosa.

recto Porción final del intestino grueso que se extiende hacia abajo en la pelvis. El recto tiene una longitud de unos 23 cm y pasa a través del canal anal hacia la abertura externa del ano.

sinusoides Pequeños espacios del hígado tapizados de hepatocitos que desintoxican la sangre y producen la bilis. La bilis se almacena en la vesícula biliar, en la parte inferior del hígado, y es transportada desde ahí a través del colédoco hasta el intestino delgado.

tracto gastrointestinal Tubo que va desde la boca hasta el ano, en el que los alimentos son digeridos mediante movimientos musculares y gracias a la acción de hormonas y enzimas. El tracto pasa desde la boca a través del esófago, el estómago, el intestino delgado y el intestino grueso, y acaba en el recto y el ano. La secuencia a modo de ondas de las contracciones musculares que mueven la mezcla a lo largo del tubo se conoce como *peristaltismo*.

uréteres Dos tubos que drenan la orina desde los riñones hasta la vejiga urinaria. Hay un uréter para cada riñón. Los uréteres tienen una longitud de unos 30 cm.

válvula iliocecal Punto en el lado derecho de la pelvis donde el íleon, la última parte del intestino delgado, se une al ciego, al principio del intestino grueso, el cual consta de cinco partes —ciego, colon ascendente, colon transverso, colon descendente y sigmoide—. El organismo continúa la digestión de la mezcla de alimentos y absorbe el agua.

vellosidades Pequeñas proyecciones de la pared interna del yeyuno y el íleon del intestino delgado. Durante el proceso de la digestión a través de las vellosidades los nutrientes de la mezcla alimentaria son absorbidos.

ESTÓMAGO

la anatomía en 30 segundos

El estómago es la segunda parte

del tracto gastrointestinal después del esófago,
el tubo que lleva los alimentos masticados desde
la boca hasta el estómago. Está situado en la parte
superior izquierda del abdomen, separado del
corazón y del pulmón izquierdo por el diafragma.
Sus paredes contienen capas de músculo que
permiten al estómago contraerse de diferentes
formas para que los alimentos se mezclen bien
con los jugos gástricos, que son producidos
por las células que tapizan el estómago e incluyen
sustancias ácidas y enzimas que descomponen los
alimentos. El estómago está dividido en tres partes:
fundus, cuerpo y píloro. El fundus es la porción
superior dilatada del estómago y con frecuencia
contiene gas, aunque también puede incluir líquido
o alimentos. En el cuerpo del estómago las paredes
internas forman pliegues conocidos como *rugosidades
gástricas* donde se localizan las glándulas gástricas
que ayudan a la digestión. Una vez que los alimentos
han sido desmenuzados, la mezcla pasa al antro,
donde una banda muscular (el esfínter pilórico)
actúa a modo de puerta y deja pasar los alimentos
hasta el intestino delgado.

INCISO EN 3 SEGUNDOS
El estómago es una
parte dilatada del tracto
gastrointestinal y es donde
el organismo comienza el
proceso de la digestión.

DISECCIÓN EN 3 MINUTOS
El nivel de ácido en el
interior del estómago
puede ser de 1-5 pH, más
que el vinagre o el zumo
de limón, pero no tanto
como el ácido de una
batería. El cirujano militar
William Beaumont
(1785-1853) experimentó
con un paciente que
sobrevivió a un disparo
en el estómago poniéndole
comida en el estómago
a través del orificio de
la herida. Esto permitió
descubrir el ácido gástrico
y comprender que la
digestión es básicamente
un proceso químico
y no mecánico.

TEMAS RELACIONADOS
véanse también
INTESTINO DELGADO
página 86
INTESTINO GRUESO
página 88

MINIBIOGRAFÍAS
WILLIAM BEAUMONT
1785-1853
Investigador de la digestión
humana y descubridor
del ácido gástrico.

TEXTO EN 30 SEGUNDOS
Claire France Smith

*El tamaño y la forma
del estómago
varían de acuerdo
con la postura y la
psicología individual;
en un adulto, la
capacidad media
está un poco por
encima de 1,5 l.*

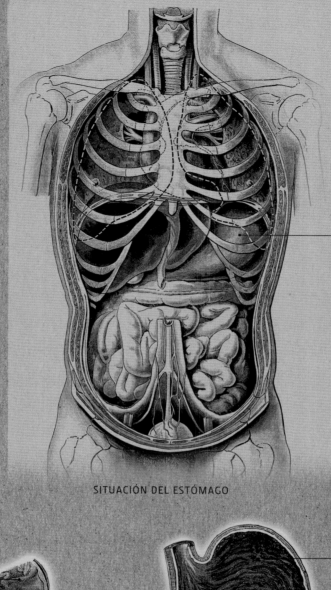

estómago

SITUACIÓN DEL ESTÓMAGO

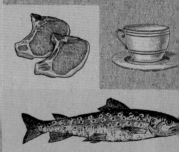

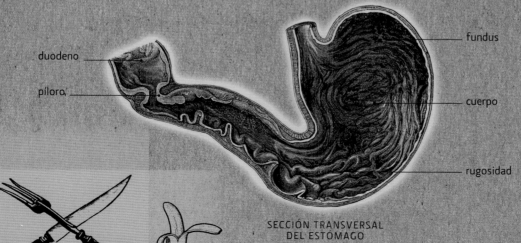

duodeno

píloro

fundus

cuerpo

rugosidad

SECCIÓN TRANSVERSAL
DEL ESTÓMAGO

INTESTINO DELGADO

la anatomía en 30 segundos

INCISO EN 3 SEGUNDOS
El intestino delgado
es la parte del tracto
gastrointestinal que sigue
al estómago y es donde
continúa la digestión
de los alimentos y se
absorben los nutrientes.

DISECCIÓN EN 3 MINUTOS
La mucosa del duodeno
contiene las glándulas de
Brunner, las cuales deben
su nombre a Johann Conrad
Brunner (1653-1727),
que fue el primero
en describirlas. Estas
glándulas segregan una
sustancia alcalina para
evitar que el contenido
ácido del estómago queme
las paredes del intestino
delgado. Las capas de
músculo circular que
rodean el tubo digestivo
se contraen rítmicamente
para impulsar la mezcla
de alimentos (quimo) a lo
largo del tracto digestivo.
Esto significa que una
persona puede seguir
digiriendo la comida aun
estando cabeza abajo.

El tracto gastrointestinal continúa
desde el estómago con el intestino delgado, el cual
consta de tres partes: duodeno, yeyuno e íleon.
El duodeno recibe las secreciones del colédoco
y del conducto pancreático, que contienen enzimas
que ayudan a la digestión. Tanto el yeyuno como el
íleon tienen la misma función: absorber los nutrientes
de los alimentos. Para incrementar su superficie
y de esta manera mejorar la absorción de los
nutrientes, la cara interior de las paredes contienen
pequeños pliegues que presentan millones de
diminutas proyecciones (vellosidades). No existe
una línea divisoria entre el yeyuno y el íleon, aunque
este último tiende a presentar un diámetro más
pequeño y contiene zonas linfáticas conocidas
como placas de Payer, las cuales contribuyen a
proteger al organismo promoviendo una respuesta
inmunitaria ante cualquier elemento potencialmente
peligroso del exterior. El intestino delgado es muy
largo, aproximadamente 7 m, y se pliega sobre sí
mismo para que quepa en el abdomen. Tiene cierta
libertad de movimiento, pero para evitar que
se enrosque está anclado a la pared posterior
del abdomen por una membrana que recibe
el nombre de *mesenterio*. La última parte
del intestino delgado (íleon) acaba en la válvula
iliocecal, situada en la parte inferior derecha
de la pelvis.

TEMAS RELACIONADOS
véanse también
ESTÓMAGO
página 84
INTESTINO GRUESO
página 88

MINIBIOGRAFÍAS
JOHANN CONRAD BRUNNER
1653-1727
Descubridor de las glándulas de
Brunner del duodeno.

TEXTO EN 30 SEGUNDOS
Claire France Smith

*Unas pequeñas
proyecciones microscópicas
(vellosidades) aumentan
la superficie del intestino
delgado para mejorar la
absorción de los nutrientes.*

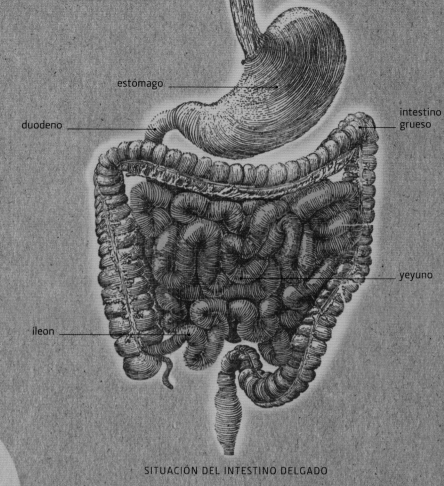

estómago

duodeno

intestino grueso

yeyuno

íleon

SITUACIÓN DEL INTESTINO DELGADO

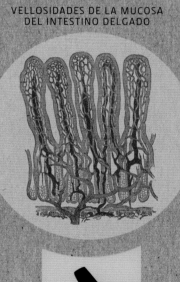

VELLOSIDADES DE LA MUCOSA
DEL INTESTINO DELGADO

INTESTINO GRUESO

la anatomía en 30 segundos

INCISO EN 3 SEGUNDOS
En el intestino grueso,
la sección del tracto
grastrointestinal que
continúa al intestino
delgado, la mezcla del
alimento sigue el proceso
de digestión y se absorbe
su contenido en agua.

DISECCIÓN EN 3 MINUTOS
El apéndice, localizado
en el ciego, es un saco
ciego sin función,
de manera que puede
extirparse quirúrgicamente
sin que tenga efectos
negativos para el organismo
(en caso de apendicitis).
En los humanos, el ciego
es de aproximadamente
10 cm de longitud, pero
en los animales puede
ser muy largo, por ejemplo,
en el caballo puede medir
hasta 1 m y contiene enzimas
para el procesamiento de
la alimentación herbívora.

El intestino grueso empieza en
la válvula ileocecal, en el lado derecho de la pelvis,
y consta de cinco partes: ciego, colon ascendente,
colon transverso, colon descendente y sigmoide.
El ciego es un saco que recibe al intestino delgado
a nivel de la válvula ileocecal y se transforma en el
colon ascendente; el colon ascendente, el transverso
y el descendente suben, cruzan el cuerpo y bajan;
el colon sigmoide forma una curva y se continúa
con el recto. Para empujar el quimo a lo largo del
intestino grueso, este cuenta con una pared muscular
con dos capas; la más externa está dispuesta
longitudinalmente y la interna, en bandas circulares.
Esto contribuye al aspecto globuloso del intestino
grueso. En la parte externa de este hay acumulaciones
de grasa, los apéndices epiploides. No se conoce su
función. Es posible que actúen como amortiguador
del colon y puede que formen parte del sistema
inmunológico del organismo. Todas las partes del
intestino grueso tienen la misma función: continuar
con la digestión y absorber el agua. A diferencia
del intestino delgado, el grueso no cuenta con
vellosidades, pero contiene glándulas tubulares
(glándulas de Lieberkühn) que segregan
enzimas; otras células segregan moco
para ayudar al movimiento del quimo.

TEMAS RELACIONADOS
véanse también
ESTÓMAGO
página 84
INTESTINO DELGADO
página 86

MINIBIOGRAFÍAS
JOHANN NATHANAEL
LIEBERKÜHN
1711-1756
Anatomista alemán
que describió por primera
vez las glándulas
del intestino grueso.

TEXTO EN 30 SEGUNDOS
Claire France Simth

*El intestino grueso
es mucho más corto
que el delgado: 1,5 m
frente a 7 m; se llama
grueso porque es
alrededor de dos
veces más ancho.*

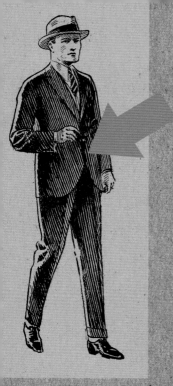

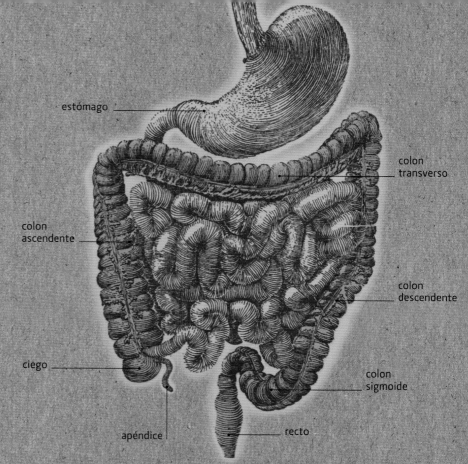

estómago

colon
transverso

colon
ascendente

colon
descendente

ciego

colon
sigmoide

apéndice

recto

SITUACIÓN DEL INTESTINO GRUESO

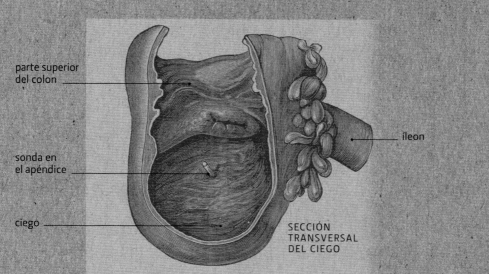

parte superior
del colon

íleon

sonda en
el apéndice

ciego

SECCIÓN
TRANSVERSAL
DEL CIEGO

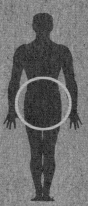

HÍGADO Y
VESÍCULA BILIAR

la anatomía en 30 segundos

El hígado se localiza en el cuadrante superior derecho del abdomen, justo debajo del diafragma. Anatómicamente se halla dividido en dos lóbulos irregulares, izquierdo y derecho, por el ligamento falciforme, y respecto a su función se divide en ocho segmentos por la distribución de los vasos sanguíneos. Además de la eliminación de las sustancias tóxicas, la producción de bilis y la destrucción de los glóbulos rojos, el hígado sintetiza y almacena glucógeno y produce hormonas. Recibe un 80 % de sangre pobre en oxígeno proveniente del tracto gastrointestinal y el bazo a través de la vena porta y un 20 % de sangre oxigenada a través de la arteria hepática. En el interior de los lóbulos hepáticos, la sangre pobre en oxígeno fluye por unos espacios denominados *sinusoides*. Los hepatocitos (células hepáticas) que tapizan los sinusoides son los encargados de desintoxicar la sangre, la cual vuelve al corazón por la vena cava inferior. Los hepatocitos producen también bilis, la cual es transportada a través de conductos hasta la vesícula biliar, que es un saco con forma de pera situado en la parte inferior del hígado. Su función es recoger y almacenar la bilis, un líquido oscuro verde amarillento que contribuye a la descomposición de las grasas. Los alimentos que entran en el estómago estimulan la producción de una sustancia química denominada *colecistoquinina*, la cual hace que la vesícula biliar vacíe la bilis en el intestino delgado por el esfínter ampolla de Vater.

INCISO EN 3 SEGUNDOS

El hígado elimina las sustancias tóxicas, produce bilis para facilitar la digestión y destruye los glóbulos rojos envejecidos. La vesícula biliar almacena la bilis para ser utilizada en el intestino delgado.

DISECCIÓN EN 3 MINUTOS

Como lugar principal de desintoxicación de las sustancias del tracto gastrointestinal, el hígado es vulnerable a las lesiones. Si se produce una lesión, el resto de las células hepáticas puede dividirse y crear nuevas células reemplazando el tejido perdido y restaurando la función hepática. La vesícula biliar no solo almacena la bilis, sino que también reabsorbe agua de ella, de manera que la bilis se concentra y aumenta su capacidad de descomponer las grasas.

TEMAS RELACIONADOS
véanse también
INTESTINO DELGADO
página 86
PÁNCREAS
página 92

MINIBIOGRAFÍAS
ABRAHAM VATER
1684-1751
Descubridor en 1720 de la ampolla de Vater.

TEXTO EN 30 SEGUNDOS
Claire France Smith

La bilis almacenada en la vesícula biliar puede cristalizar y causar inflamación o un bloqueo que requiera la extirpación del órgano (colecistectomía).

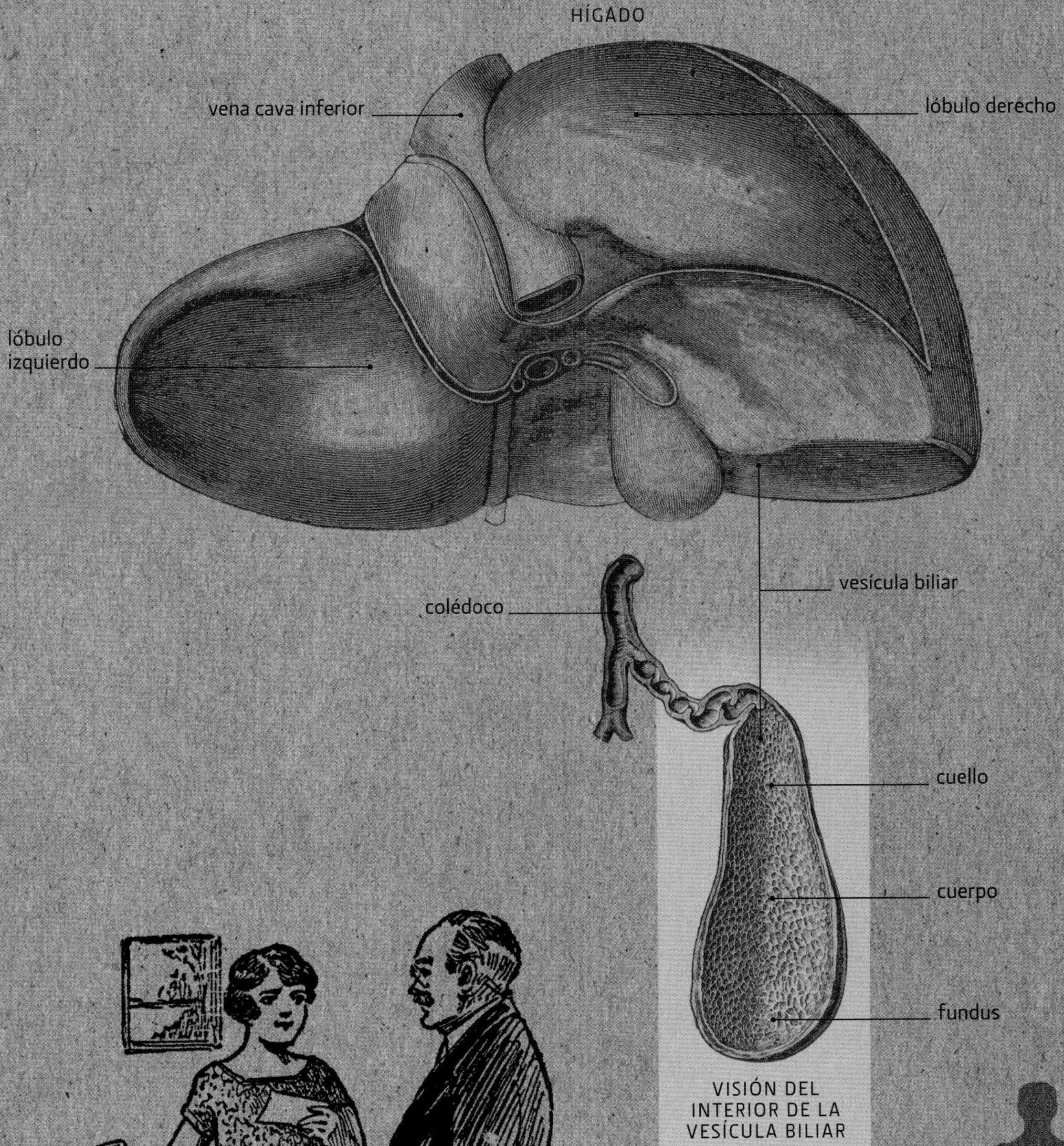

HÍGADO

vena cava inferior — — lóbulo derecho

lóbulo
izquierdo —

colédoco — — vesícula biliar

— cuello

— cuerpo

— fundus

VISIÓN DEL
INTERIOR DE LA
VESÍCULA BILIAR

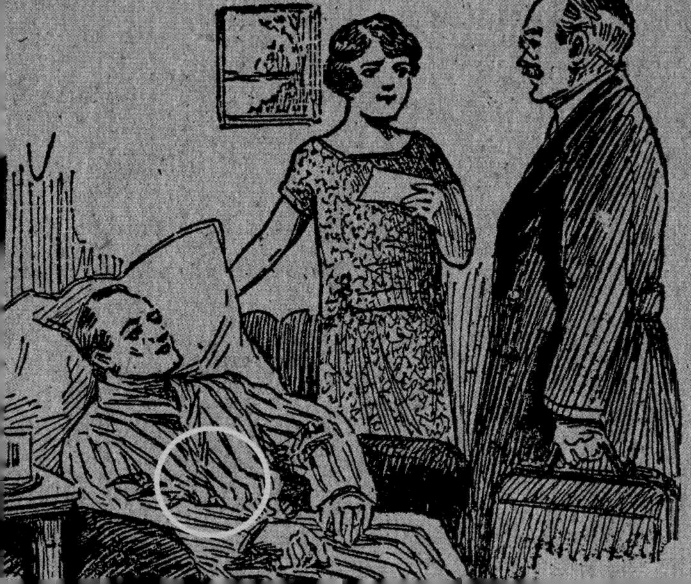

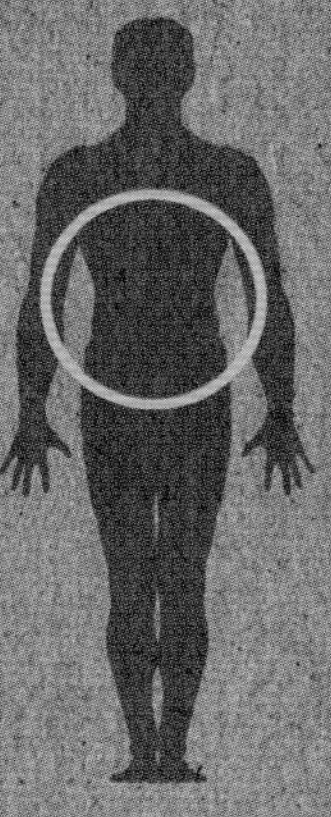

PÁNCREAS

la anatomía en 30 segundos

INCISO EN 3 SEGUNDOS
Situado detrás del estómago, el páncreas segrega enzimas que contribuyen a la digestión de los alimentos y hormonas que controlan el nivel de azúcar en sangre.

DISECCIÓN EN 3 MINUTOS
En alrededor del 25 % de las personas, el conducto pancreático principal no se une al colédoco sino que se abre separadamente al duodeno; algunas personas no son conscientes de ello ya que raramente provoca problemas. La diabetes es una enfermedad en la que las células endocrinas no producen suficiente insulina o no hay respuesta a la insulina producida.

El páncreas tiene una cabeza, un proceso unciforme (una protuberancia en forma de U), un cuello y una cola. La cabeza está en el centro del cuerpo y la cola se extiende hacia el bazo, bajo las costillas inferiores del lado izquierdo. La cabeza se apoya en el duodeno, la primera parte en forma de C del intestino delgado. El páncreas es una glándula lobulada (glándula con diversos nódulos o pequeñas secciones de tejido) y sus células se dividen en dos grupos funcionales: células exocrinas y endocrinas. Las células exocrinas producen enzimas que contribuyen a la digestión de los alimentos y que alcanzan el intestino delgado a través de conductos; los pequeños conductos se unen para formar el conducto pancreático principal, el cual se une al colédoco para abrirse al duodeno a través de la papila duodenal mayor. Las células endocrinas segregan hormonas directamente en la corriente sanguínea para el control del nivel de azúcar en sangre. Estas células están arracimadas en zonas conocidas como islotes de Langerhans y dentro de estos pueden reconocerse dos tipos de células: alfa y beta. Las primeras producen glucagón, el cual aumenta el nivel de glucosa en sangre, mientras que las beta producen el efecto contrario con la secreción de insulina. Para asegurar la función endocrina y la distribución de las hormonas por la sangre, el páncreas está irrigado y drenado por numerosas arterias y venas pancreáticas.

TEMAS RELACIONADOS
véanse también
ESTÓMAGO
página 84
HÍGADO Y VESÍCULA BILIAR
página 90
SISTEMA ENDOCRINO
página 126

MINIBIOGRAFÍAS
PAUL LANGERHANS
1847-1888
Patólogo alemán que descubrió los racimos claros de células endocrinas del páncreas, conocidos hoy como islotes de Langerhans.

TEXTO EN 30 SEGUNDOS
Claire France Smith

El conducto pancreático se une al colédoco, el cual transporta la bilis del hígado, antes de abrirse conjuntamente al duodeno.

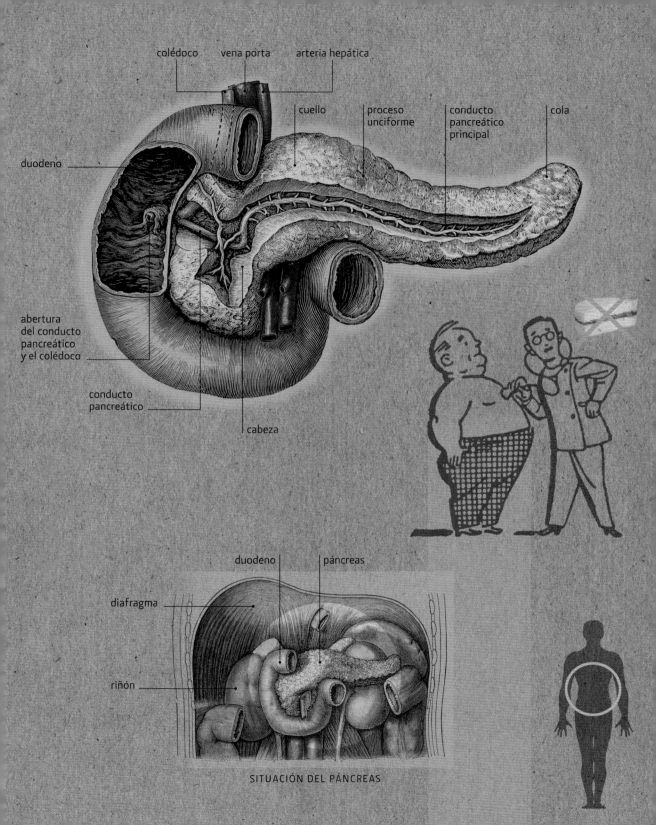

colédoco vena porta arteria hepática

cuello proceso unciforme conducto pancreático principal cola

duodeno

abertura del conducto pancreático y el colédoco

conducto pancreático

cabeza

duodeno páncreas

diafragma

riñón

SITUACIÓN DEL PÁNCREAS

h. 1513-1514
Nace en San Severino, Italia

1540
Empieza a practicar la medicina

1547
Se convierte en el médico del duque
de Urbino y de su hermano,
el cardenal Giulio della Rovere

1549
Va a Roma con el cardenal
Della Rovere

1552
Prepara, pero no publica, su *Tabulae
Anatomicae* (tablas anatómicas)

1562
Publica *De Auditus Organus*
(«El órgano auditivo»)

1565
Publica *Opuscula Anatomica*
(tratado sobre el riñón, el oído,
los dientes, el sistema venoso
y dos defensas de Galeno)

1574
Muere

1714
Se publica *Tabulae Anatomicae*
con notas de Giovanni Maria Lancisi

1744 y 1790
Se vuelve a publicar *Tabulae
Anatomicae*

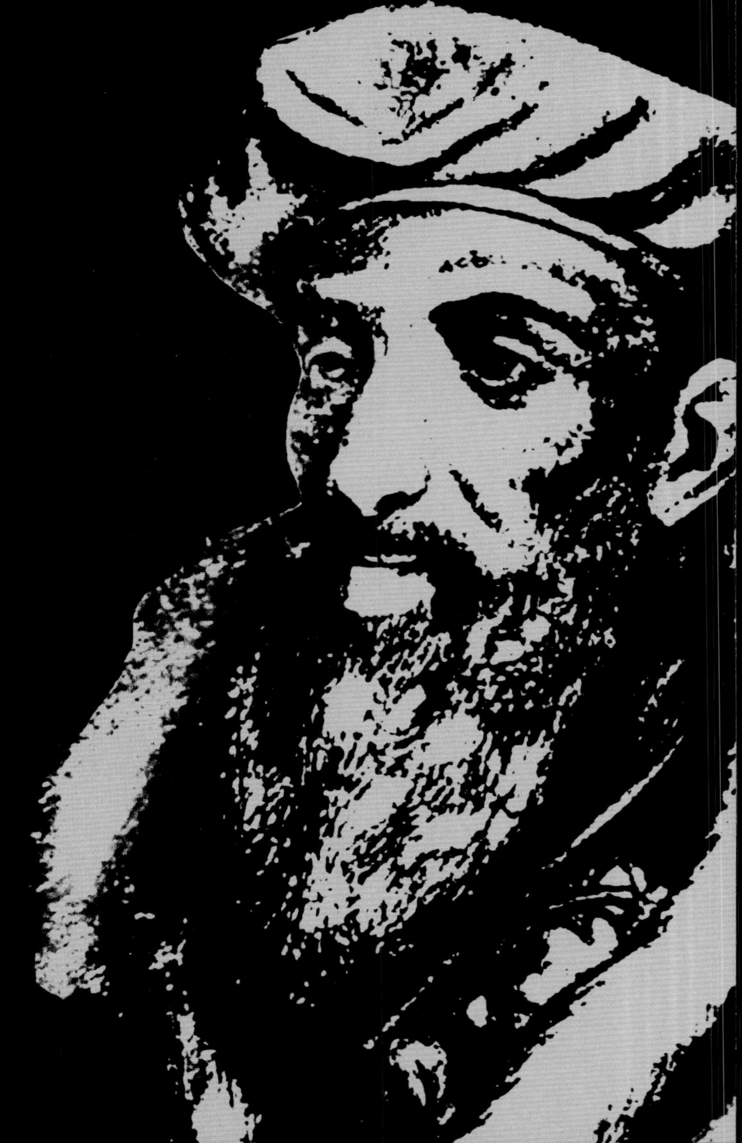

◑ Sistema digestivo

EUSTAQUIO

Contemporáneo de Vesalio (*véanse*
págs. 26-27), Eustaquio tenía una personalidad
mucho más circunspecta; su miedo a las
represalias y a la excomunión le llevó a eliminar
la que estaba destinada a ser su gran obra,
y el mundo no supo de ella hasta alrededor
de un siglo después de su muerte.

Conocemos el nombre de Eustaquio
por la trompa de Eustaquio, la cual conecta
la nasofaringe con el oído medio, así como
por la válvula de Eustaquio, en el ventrículo
derecho del corazón, pero dejando de lado
esto, no se conoce ningún hecho importante de
Bartolomeo Eustaquio (latinizado a Eustachius);
el lugar y fecha de nacimiento no están claros,
aunque se sabe que estudió en Roma, pero se
ignora cuándo. Se sabe que su padre, Mariano,
era médico y que Bartolomeo recibió una
excelente educación, pues estudió griego,
hebreo y árabe e hizo sus propias traducciones
del gran filósofo y médico persa ibn Sina
o Avicena (h. 980-1037). Bartolomeo se
convirtió en el médico personal del duque
de Urbino y de su hermano, el cardenal
Giulio della Rovere; gracias a estos contactos
fue profesor de Anatomía en el Collegia
di Sapienza de Roma, y así pudo tener acceso
a los cadáveres de los hospitales locales.

Además de su trabajo sobre el oído, Eustaquio
fue el primer anatomista que dedicó un tratado
al riñón, del que describió minuciosamente las
glándulas suprarrenales. Se le reconoce como
el primer anatomista comparativo porque utilizó
cadáveres de animales para compararlos con los
humanos y describió la anatomía evolutiva, como
en el caso de la dentición infantil. Publicó todos
sus hallazgos, junto a algunas defensas racionales
de Galeno, en *Opuscula Anatomica* (1565).

Para ilustrar sus tratados y para futuros
trabajos de este tipo, Eustaquio trabajó con
el artista Pier Matteo Pini, que creó 47 láminas
anatómicas. Las ocho primeras aparecieron
en el *Opuscula*, pero después Eustaquio perdió
empuje. Temeroso de las iras de la Iglesia católica,
suprimió las otras 39 ilustraciones, que la familia
del artista conservó, pero no se volvieron a
encontrar hasta 1714, cuando fueron publicadas
con notas de Giovanni Maria Lancisi, médico
del papa Clemente XI. Artísticamente son
menos pulidas que las de Vesalio, pero resultan
extremadamente exactas y su desaparición
comportó no solo que no se otorgara a Eustaquio
el reconocimiento que merecía como padre
fundador de la anatomía junto a Vesalio,
sino que sus conocimientos anatómicos
permanecieron ignorados durante un siglo.

RIÑONES

la anatomía en 30 segundos

Los riñones se localizan entre

el peritoneo (la membrana de la cavidad abdominal) y la parte posterior del cuerpo. Reciben la sangre oxigenada de la arteria renal y son drenados por la vena renal. Cada riñón es algo mayor que un puño y está dividido en dos regiones, la corteza y la médula. En la corteza, aproximadamente 1,2 millones de unidades de filtrado denominadas *nefronas* filtran la sangre, con lo que se forma la orina que drena a la zona de la médula (las pirámides renales, el cáliz menor, el espacio pélvico y el cáliz mayor) antes de salir del riñón a través de la pelvis renal y el uréter, el cual drena en la vejiga urinaria. Además de producir la orina, los riñones realizan muchas otras funciones. Controlan la presión sanguínea a largo plazo mediante el volumen sanguíneo y regulan el nivel de acidez (pH) –si el nivel de acidez varía, tiene un efecto sobre todas las reacciones químicas del organismo–. Además, los riñones excretan los productos metabólicos de desecho y las sustancias extrañas, como los fármacos; pueden producir glucosa durante el ayuno y producen y segregan hormonas que regulan la presión sanguínea, la producción de glóbulos rojos y el equilibrio del calcio para mantener los huesos sanos.

INCISO EN 3 SEGUNDOS
Los riñones, un par de estructuras intrabdominales con forma de judía, están situados a cada lado de la columna vertebral y regulan diversas funciones del organismo, además de producir la orina.

DISECCIÓN EN 3 MINUTOS
Los riñones filtran unos 180 l de plasma (el líquido amarillo claro que forma parte de la sangre) diariamente, aunque el cuerpo contiene solo 3-5 l de plasma. Reabsorben la mayor parte de este líquido bajo la influencia de la hormona antidiurética (ADH). El alcohol inhibe la ADH, reduciendo la cantidad reabsorbida por los riñones. Por esta razón, las personas tienen la necesidad de orinar con frecuencia cuando consumen bebidas alcohólicas. Esto provoca la deshidratación del organismo y produce dolor de cabeza y náuseas, es decir, resaca.

TEMAS RELACIONADOS
véanse también
SISTEMA CIRCULATORIO
página 62
ARTERIAS Y VENAS PRINCIPALES
página 66
VEJIGA URINARIA
página 98

MINIBIOGRAFÍAS
FRIEDRICH G. J. HENLE
1809-1885
Médico patólogo y anatomista alemán al que se atribuye el descubrimiento de parte de los túbulos renales conocidos hoy en día como asas de Henle.

TEXTO EN 30 SEGUNDOS
Marina Sawdon

Cada uno de nosotros tiene dos riñones de una longitud aproximada de 10 cm en la parte inferior media de la espalda, pero el organismo es capaz de funcionar con un solo riñón.

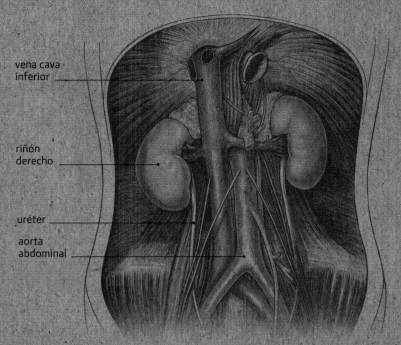

vena cava
inferior

riñón
derecho

uréter

aorta
abdominal

SITUACIÓN DE LOS RIÑONES

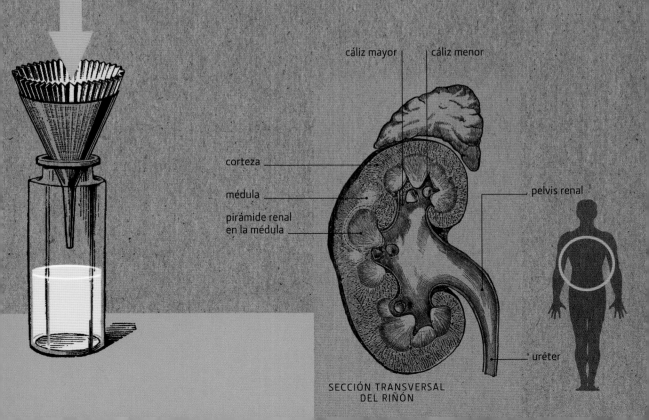

cáliz mayor   cáliz menor

corteza

médula

pirámide renal
en la médula

pelvis renal

uréter

SECCIÓN TRANSVERSAL
DEL RIÑÓN

VEJIGA URINARIA

la anatomía en 30 segundos

Durante la infancia, la vejiga se sitúa
en el abdomen. Cuando el niño alcanza la pubertad, la vejiga desciende hasta su posición final en la pelvis. La vejiga es un receptáculo hueco para la orina con una forma tetraédrica invertida. Su pared muscular está formada por el músculo detrusor, el cual es extremadamente distensible, lo que permite que la vejiga se hinche. En el adulto, la vejiga está situada detrás del hueso púbico y cuando está llena puede extenderse hasta la altura del ombligo. La orina drena desde los riñones hasta la vejiga a través de los uréteres, cuya desembocadura se sitúa en las dos esquinas superiores de este órgano, en una zona conocida como *trígono*, y sale de la vejiga a través de la uretra, la cual se localiza por debajo del cuello de la vejiga, y al exterior a través del suelo pélvico. La uretra masculina tiene una longitud de alrededor de 20 cm y llega hasta la punta del pene, mientras que la femenina mide unos 4 cm y sale del cuerpo por el orificio uretral externo, entre los labios vulvares.

INCISO EN 3 SEGUNDOS
La vejiga es una estructura en forma de saco que recibe y almacena la orina de los riñones.

DISECCIÓN EN 3 MINUTOS
La vejiga urinaria recoge entre 300-600 ml de orina. A medida que esta se acumula, los pliegues de la pared de la vejiga se alisan. La pared vesical se hace más delgada y se estira, lo que permite el almacenamiento de más volumen de orina. Cuando una persona orina, el músculo detrusor se contrae para impulsar la orina fuera de la vejiga, hacia la uretra. El proceso de micción es un reflejo controlado por el sistema nervioso central.

TEMAS RELACIONADOS
véanse también
RIÑONES
página 96
MÚSCULOS DEL
SUELO PÉLVICO
página 146

TEXTO EN 30 SEGUNDOS
Gabrielle M. Finn

La vejiga puede moverse con bastante libertad dentro de la pelvis, menos por la parte del cuello (en la base de la vejiga), donde permanece estable gracias a los ligamentos y a una fascia.

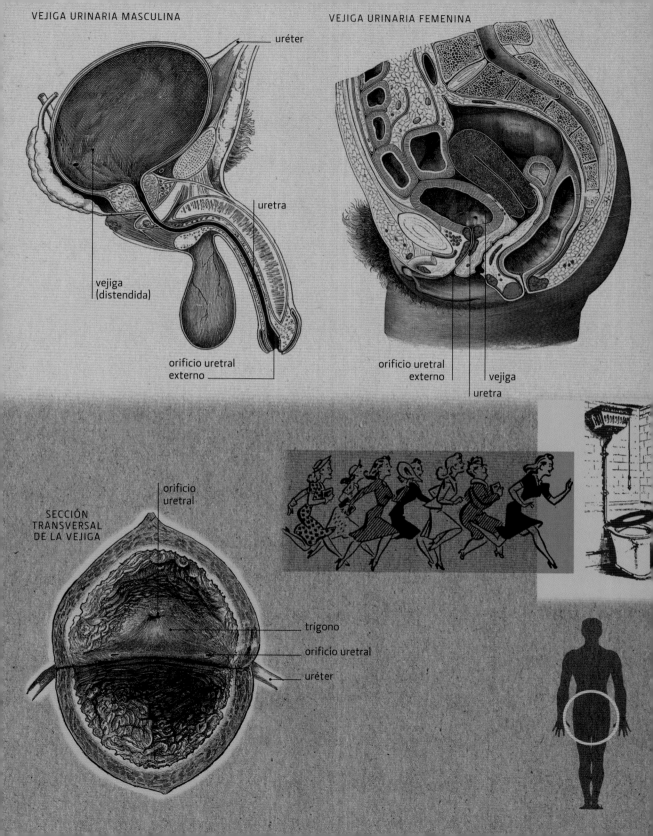

VEJIGA URINARIA MASCULINA

uréter

vejiga
(distendida)

uretra

orificio uretral
externo

VEJIGA URINARIA FEMENINA

orificio uretral
externo

vejiga

uretra

SECCIÓN
TRANSVERSAL
DE LA VEJIGA

orificio
uretral

trigono

orificio uretral

uréter

SISTEMA LINFÁTICO

la anatomía en 30 segundos

Algunos fluidos y proteínas se filtran a través de los vasos sanguíneos, por lo que podrían acabar acumulándose y causar hinchazón (edema) en el cuerpo de no ser por la existencia de algún sistema para que volvieran a la sangre. El sistema linfático recoge estos fluidos, proteínas y grasas del sistema digestivo. Este empieza con unos tubos de extremo ciego y muy pequeños que se encuentran prácticamente en todas las partes del cuerpo, cerca de los vasos sanguíneos. Estos pequeños tubos (vasos linfáticos) tienen aberturas que permiten la entrada de líquidos, proteínas e incluso bacterias; el líquido del interior de los vasos linfáticos, conocido como *linfa*, se mueve a través de este sistema básicamente gracias a la acción de los músculos, que contraen y estrujan los vasos; la existencia de válvulas unidireccionales en los tubos implica que el líquido solo puede circular en una dirección. A intervalos, a lo largo del sistema linfático, hay nódulos en forma de judía, los ganglios linfáticos, y repletos de glóbulos blancos, los cuales combaten la infección y sirven para proteger al organismo. Los vasos más pequeños se unen para formar vasos linfáticos de mayor tamaño y acaban constituyendo conductos linfáticos que drenan en las venas subclavias, en la parte superior del tórax, para mezclarse con la sangre.

INCISO EN 3 SEGUNDOS
El sistema linfático consiste en una serie de tubos y ganglios que recogen el líquido, las proteínas y las grasas y las devuelven al sistema circulatorio sanguíneo.

DISECCIÓN EN 3 MINUTOS
Los ganglios linfáticos tienden a hincharse cuando el cuerpo lucha contra una infección, por ejemplo, cuando una persona tiene una infección bacteriana como una amigdalitis o una infección vírica como la mononucleosis infecciosa. El médico examina los ganglios inflamados con cuidado, ya que en ocasiones esa inflamación también puede indicar la existencia de un cáncer.

TEMAS RELACIONADOS
véanse también
CORAZÓN
página 64
ARTERIAS Y VENAS PRINCIPALES
página 66
MICROCIRCULACIÓN
página 68

MINIBIOGRAFÍAS
JOSEF ROTTER
1857-1924
Cirujano alemán que describió los pequeños ganglios linfáticos interpectorales que hoy en día llevan su nombre. Estos reciben la linfa de los músculos y las glándulas mamarias y se asocian al cáncer de mama.

TEXTO EN 30 SEGUNDOS
Andrew T. Chaytor

Además de combatir a las bacterias y otros agentes infecciosos, los ganglios linfáticos también tienen la importante función de filtrar la linfa.

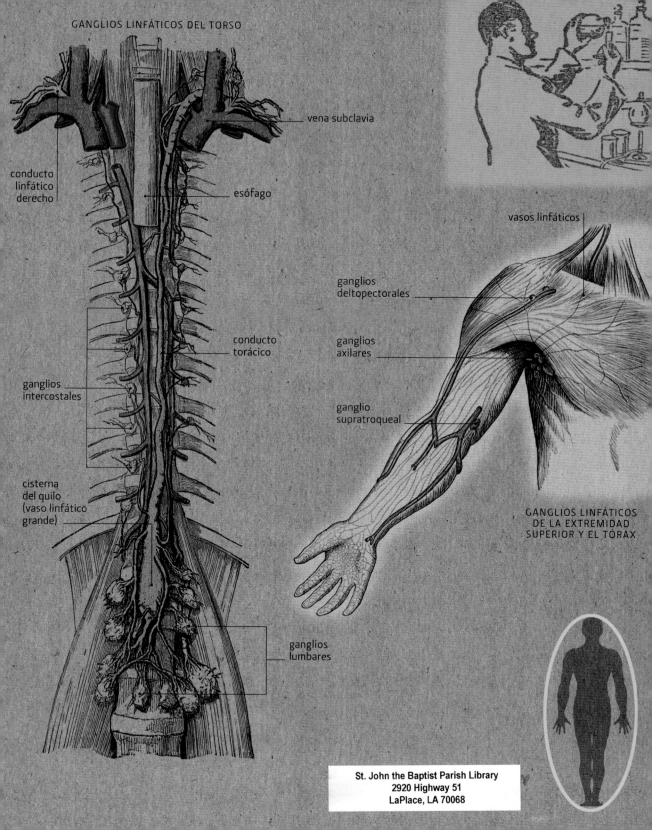

GANGLIOS LINFÁTICOS DEL TORSO

vena subclavia

conducto
linfático
derecho

esófago

conducto
torácico

ganglios
intercostales

cisterna
del quilo
(vaso linfático
grande)

ganglios
lumbares

vasos linfáticos

ganglios
deltopectorales

ganglios
axilares

ganglio
supratroqueal

GANGLIOS LINFÁTICOS
DE LA EXTREMIDAD
SUPERIOR Y EL TÓRAX

ÓRGANOS SENSORIALES Y FONATORIOS

ÓRGANOS SENSORIALES
Y FONATORIOS
GLOSARIO

cóclea Tubo hueco parecido a un caracol situado en el oído interno. La cóclea contiene el órgano de Corti, en el que las células pilosas convierten las vibraciones sonoras del oído medio en impulsos eléctricos a nivel del nervio auditivo; estos impulsos se transmiten hasta el cerebro, donde son interpretados como sonidos. La cóclea es la parte del oído interno que se encarga de la audición; las otras partes se ocupan del equilibrio.

córnea Sección transparente en la parte anterior central del ojo a través de la cual entra la luz. La córnea está conectada con la esclerótica en el limbo.

cornetes nasales Son tres proyecciones de hueso esponjoso en la pared lateral de la cavidad nasal: superior, medio e inferior. Los cornetes forman cuatro pasajes en la nariz y convierten el aire inspirado en un flujo constante.

cristalino Parte del ojo redondeada, transparente y elástica de unos 10 mm de diámetro; está situado por detrás del iris y focaliza la luz en la retina. Entre el cristalino y la retina hay una cavidad que contiene el gelatinoso cuerpo vítreo.

dermatoma Zona de piel inervada por un único nervio espinal; cada dermatoma recibe el nombre del nervio que lo inerva. Por ejemplo, el dermatoma D_5 está inervado por el quinto nervio dorsal (el quinto nervio que sale de las vértebras dorsales). Los libros de anatomía los representan como bandas coloreadas.

epidermis Capa externa de la piel en cuya capa de células basales se producen nuevas células de la piel. En los párpados, la epidermis tiene un grosor de 0,1 mm, pero en la planta de los pies o en la palma de las manos puede ser de más de 1 mm. Contiene células de Langerhans, que forman parte del sistema inmunitario.

esclerótica Parte principal opaca del ojo (conocida comúnmente como blanco del ojo).

faringe Tubo muscular que va desde la cavidad nasal y la boca hasta el esófago y la laringe. Dos tubos (trompas de Eustaquio) comunican la faringe con el oído medio.

huesecillos auditivos Los tres huesos, martillo, yunque y estribo, que ocupan la cavidad del oído medio y cuya función es la transmisión del sonido desde la membrana timpánica hasta el oído interno, convirtiendo los movimientos del aire que hacen vibrar el tímpano en movimientos físicos que afectan al líquido del oído interno.

iris Sección coloreada del ojo; un diafragma muscular que dilata o constriñe su abertura central (la pupila) con el fin de dejar pasar más o menos luz al ojo.

pabellón auditivo Parte externa del oído consistente en un cartílago cubierto de piel, conocido también como oreja; su lóbulo está formado por grasa. La abertura interna (concha) lleva al conducto auditivo externo, el cual se extiende 2,5 cm, hasta el tímpano. Toda esta estructura recibe el nombre de *oído externo*. Su función es dirigir el sonido hacia el conducto auditivo.

papilas Protuberancias de la superficie de la lengua, de las que existen tres tipos: fungiformes, circunvaladas y filiformes. Las papilas fungiformes y las circunvaladas contienen botones gustativos que permiten a la lengua cumplir su función como órgano del sentido del gusto. Las papilas filiformes no contienen botones gustativos y su función es mecánica.

retina Membrana de la capa interna del globo ocular que cuenta con células fotorreceptoras sensibles a la luz denominadas *conos* y *bastones*. En la retina existen alrededor de 100 millones de bastones (especializados en luz tenue, movimiento y visión en blanco y negro) y 6 millones de conos (funcionan mejor con luz intensa o media, detalles finos y visión en color). Las señales de la retina pasan a través del nervio retiniano hasta el disco óptico y desde allí a lo largo del nervio óptico hasta las cortezas visuales, situadas una a cada lado del cerebro.

zona olfatoria Región en la parte superior de la cavidad nasal que contiene más de 25 millones de receptores sensitivos para los compuestos volátiles; las señales nerviosas enviadas por los receptores son procesadas en el cerebro como olores.

DERMATOMAS

la anatomía en 30 segundos

En los manuales de medicina,
los dermatomas se representan como bandas
coloreadas que cubren el cuerpo humano, pero
en realidad son invisibles. Un dermatoma es
una zona de la piel inervada por fibras sensitivas
de un único nervio espinal. El nombre de
cada dermatoma corresponde al nervio espinal
que lo inerva; por ejemplo, la zona de la piel inervada
por el séptimo nervio espinal se conoce como
dermatoma C_7. Los nervios espinales emergen
a cada lado del cuerpo desde la línea media
(una línea imaginaria que divide el cuerpo en dos).
A partir de estos nervios, los dermatomas surgen
separadamente en un patrón simétrico en la parte
derecha y la izquierda del cuerpo. Si el patrón de
los dermatomas sigue los nervios espinales, los
nervios cervicales inervan la cabeza y las extremidades
superiores, los dorsales inervan el tronco y parte
de las extremidades superiores, y los lumbosacros
inervan la pelvis y las extremidades inferiores.
Algunas enfermedades provocan una erupción
a lo largo de uno o más dermatomas específicos;
la zona en la que la enfermedad se manifiesta
revela su origen neurológico.

INCISO EN 3 SEGUNDOS
Un dermatoma es una
banda o zona de la piel
inervada por las fibras
sensitivas de un único
nervio espinal.

DISECCIÓN EN 3 MINUTOS
Los dermatomas se
utilizan clínicamente
para determinar el
origen de enfermedades
neurológicas. Si un
paciente sufre una parálisis
de cintura para abajo,
el médico puede comprobar
la sensibilidad cutánea
explorando de forma
descendente el tórax
y el abdomen. Una vez
que ha encontrado el
punto donde se pierde
la sensibilidad, puede
determinar qué dermatoma
está afectado y qué
nervio espinal presenta
la lesión.

TEMAS RELACIONADOS
véase también
MÉDULA ESPINAL
página 130

MINIBIOGRAFÍAS
SIR HENRY HEAD
1861-1940
Neurólogo inglés que dirigió
la primera investigación
para la obtención de un
mapa de los dermatomas.

TEXTO EN 30 SEGUNDOS
Gabrielle M. Finn

*Los dermatomas
clave son el D_{10}, el cual
inerva la piel alrededor
del ombligo, y el D_4,
que inerva la zona
de los pezones.*

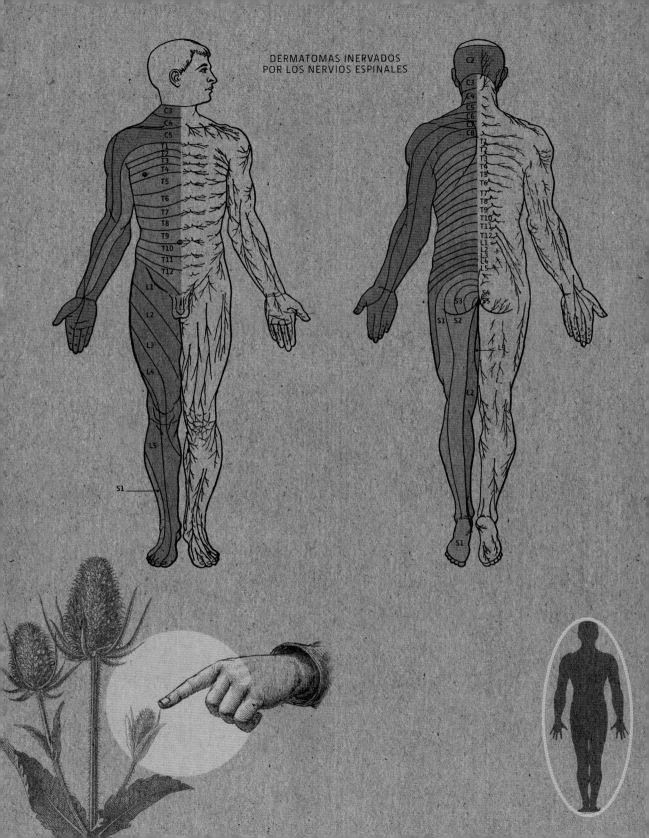

DERMATOMAS INERVADOS
POR LOS NERVIOS ESPINALES

PIEL, PELO Y UÑAS

la anatomía en 30 segundos

La piel está formada por tres capas principales: la epidermis más externa, la dermis (donde se localizan los vasos sanguíneos, los nervios, las glándulas y el tejido de soporte) y la hipodermis (donde podemos encontrar la capa aislante de grasa). Las células de la epidermis están en constante renovación, lo que les lleva unos 26 días. El pelo, el cual nace de los folículos situados en la dermis, se localiza en prácticamente cualquier superficie del cuerpo y su función es atrapar una capa de aire cálido junto a la piel para mantener la temperatura corporal. En los extremos de los dedos de las manos y de los pies se encuentran las uñas, que son placas duras de queratina lo suficientemente finas como para dejar pasar la luz y reflejar el rosado lecho ungueal que hay debajo; el pálido semicírculo visible en la base de la uña se denomina *lúnula* y es la zona a partir de la cual se desarrolla y crece la uña a una velocidad de 3 mm al mes, aunque las de las manos crecen con mayor rapidez que las de los pies. Las uñas gruesas y descoloridas indican un crecimiento lento, así como un problema de salud.

INCISO EN 3 SEGUNDOS
La piel es un aislante protector que sintetiza vitamina D; el pelo ayuda a mantener la temperatura corporal y las uñas confieren cierto grado de protección y, en los dedos de las manos, ayudan a agarrar cosas.

DISECCIÓN EN 3 MINUTOS
El color de la piel y del pelo se debe a una proteína, la melanina. Esta puede ser de color negro azulado (eumelanina) o marrón rojizo (feomelanina); sus niveles relativos son los responsables de los diferentes tonos de piel y cabello. Sin melanina, el pelo es blanco, lo que se produce de forma natural a causa del envejecimiento. La ausencia de melanina en la piel es poco frecuente, pero es lo que ocurre en el albinismo; las personas que sufren este trastorno tampoco disponen de pigmento en los ojos. La melanina no está presente en las uñas.

TEMAS RELACIONADOS
véase también
DERMATOMAS
página 106

MINIBIOGRAFÍAS
GASPARE TAGLIACOZZI
1545-1599
Cirujano italiano que desarrolló el proceso de injerto indio de piel, anticipando correctamente que la utilización de tejido extraño al cuerpo provocaría un rechazo del transplante.

TEXTO EN 30 SEGUNDOS
Judith Barbaro-Brown

La proteína queratina que forma la piel, el pelo y las uñas se presenta en distintas formas: en el pelo es flexible; en la piel, elástica, y en las uñas, dura.

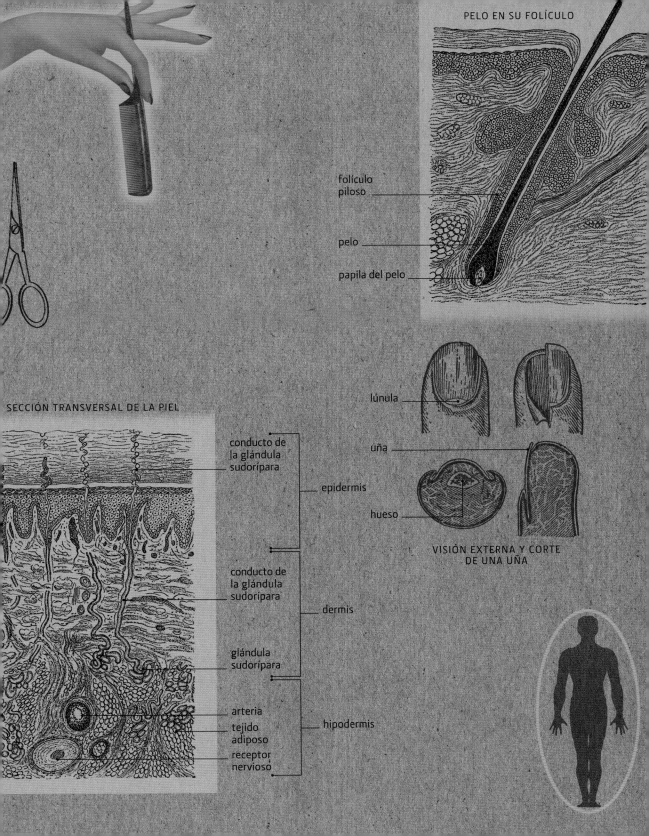

PELO EN SU FOLÍCULO

folículo piloso

pelo

papila del pelo

SECCIÓN TRANSVERSAL DE LA PIEL

conducto de la glándula sudorípara

epidermis

conducto de la glándula sudorípara

dermis

glándula sudorípara

arteria

tejido adiposo

receptor nervioso

hipodermis

lúnula

uña

hueso

VISIÓN EXTERNA Y CORTE DE UNA UÑA

OJOS

la anatomía en 30 segundos

Los ojos están bien protegidos por
un receptáculo óseo (órbita) formado por los huesos
del cráneo, mientras que las pestañas, las cejas y
los párpados evitan la entrada de partículas extrañas.
En el párpado, un fino tejido denominado *conjuntiva*
produce moco que, combinado con las lágrimas de
las glándulas lagrimales, lubrica el ojo. El globo ocular
consta de tres capas: la más externa, que no presenta
vasos sanguíneos, es la esclerótica o «blanco de
los ojos»; la capa coroides es delicada, más oscura,
contiene vasos sanguíneos y su función es evitar
la dispersión de la luz; la capa interna, la retina,
incluye los conos y bastones sensibles a la luz.
El iris es la parte coloreada del ojo. Su abertura
central recibe el nombre de *pupila*. La cantidad
de luz que entra en el ojo es controlada mediante
unos músculos circulares (los músculos ciliares) que
contraen la pupila cuando la luz es intensa, mientras
que otros músculos que se asemejan a los radios
de una rueda la dilatan cuando la luz es tenue.
La luz atraviesa la córnea y el cristalino la focaliza
en una pequeña zona de la retina. Las señales de las
células fotorreceptoras de la retina son transportadas
hasta el cerebro a través del nervio óptico. El humor
acuoso mantiene la forma de la córnea, mientras
que el cuerpo vítreo gelatinoso da soporte al ojo
por detrás del cristalino. Seis músculos extrínsecos
coordinan los movimientos oculares.

INCISO EN 3 SEGUNDOS
Los ojos son órganos
especializados en la visión.
Focalizan la luz en la retina
sensitiva y envían los
impulsos electromagnéticos
a través del nervio óptico
hasta la corteza visual
del cerebro.

DISECCIÓN EN 3 MINUTOS
La razón por la que una
persona necesita un pañuelo
cuando llora es porque las
lágrimas de los ojos drenan
en la nariz. Las lágrimas
contienen una enzima
que ayuda a prevenir las
infecciones, pero incluso
una pequeña rascada
en el ojo puede conducir
a la ceguera. Es muy
importante proteger
los ojos.

TEMAS RELACIONADOS
véanse también
CRÁNEO
página 22
NERVIOS CRANEALES
página 136

MINIBIOGRAFÍAS
SIR HAROLD RIDLEY
1906-2001
Cirujano oftalmológico inglés
que en 1949 realizó la primera
operación de cataratas.

TEXTO EN 30 SEGUNDOS
Jo Bishop

*En algunas personas
el cristalino se enturbia,
lo que provoca una
grave reducción de
la visión; este proceso
recibe el nombre
de cataratas y en la
mayoría de los casos
es consecuencia
del envejecimiento.*

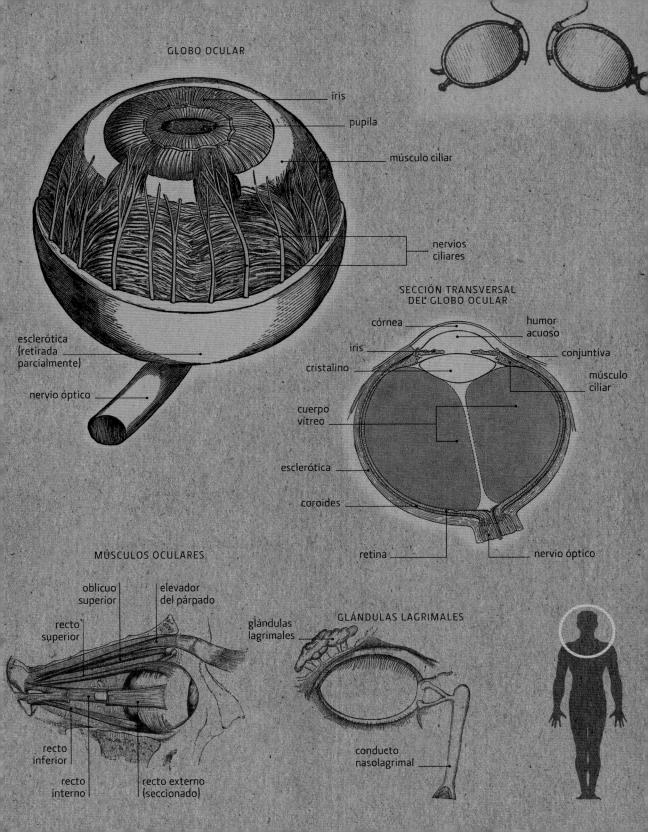

GLOBO OCULAR

iris

pupila

músculo ciliar

nervios
ciliares

esclerótica
(retirada
parcialmente)

nervio óptico

SECCIÓN TRANSVERSAL
DEL GLOBO OCULAR

córnea

humor
acuoso

iris

conjuntiva

cristalino

músculo
ciliar

cuerpo
vítreo

esclerótica

coroides

retina

nervio óptico

MÚSCULOS OCULARES

oblicuo
superior

elevador
del párpado

recto
superior

GLÁNDULAS LAGRIMALES

glándulas
lagrimales

recto
inferior

recto
interno

recto externo
(seccionado)

conducto
nasolagrimal

NARIZ

la anatomía en 30 segundos

El tamaño y la forma de la parte

externa de la nariz varía. Normalmente, el aire entra en el sistema respiratorio a través de los orificios nasales, separados por el tabique que forma el hueso y el cartílago. Los pelos de la nariz protegen la entrada (vestíbulo) de la nariz atrapando partículas extrañas como las de polvo. El aire que entra se calienta y humidifica al pasar por unos conductos estrechos (meatos) que contienen vasos sanguíneos y a través de tres proyecciones de la pared lateral de la cavidad nasal (cornetes superior, medio e inferior). Los cornetes están recubiertos por una pegajosa membrana mucosa; a la cavidad nasal también llega moco de los senos paranasales (frontal, maxilar, etmoidal y esfenoidal), el cual pasa hacia atrás hasta la faringe, donde es tragado. Este hecho salvaguarda la delicada superficie de intercambio del tejido pulmonar en las secciones más inferiores del tracto respiratorio del aire frío y de las partículas extrañas. Los órganos olfatorios pares situados en la parte superior de la cavidad nasal contienen receptores que se estimulan cuando los compuestos volátiles se disuelven. El nervio olfatorio lleva la información hasta el bulbo olfatorio del cerebro, el cual procesa los impulsos nerviosos en olores.

INCISO EN 3 SEGUNDOS
Las funciones de la nariz incluyen el olfato, la humidificación y la filtración del aire inhalado, así como la eliminación de las secreciones de la membrana mucosa y de los senos paranasales.

DISECCIÓN EN 3 MINUTOS
Cada día, el cuerpo produce alrededor de 1 l de moco en la cavidad nasal; un estornudo puede producir hasta 40.000 gotitas. En la zona olfatoria de la cavidad, la cual mide unos 5 cm², hay 10-25 millones de receptores olfativos. El bulbo olfatorio cerebral registra 50 olores primarios diferentes. Pero a medida que cumplimos años, los receptores olfatorios pierden sensibilidad. Este es el motivo por el que, a veces, las personas mayores llevan demasiado perfume; ¡no pueden olerlo!

TEMAS RELACIONADOS
véanse también
PULMONES
página 76
ÁRBOL BRONQUIAL
página 78

MINIBIOGRAFÍAS
SIR WILLIAM BOWMAN
1816-1892
Cirujano y anatomista inglés que dio nombre a las glándulas de Bowman, que se encuentran dentro de la mucosa olfatoria.

TEXTO EN 30 SEGUNDOS
Jo Bishop

Dado que sobresale de la cara y que su hueso es frágil, la nariz es vulnerable a las lesiones; prácticamente cuatro de cada diez lesiones faciales son una fractura de nariz.

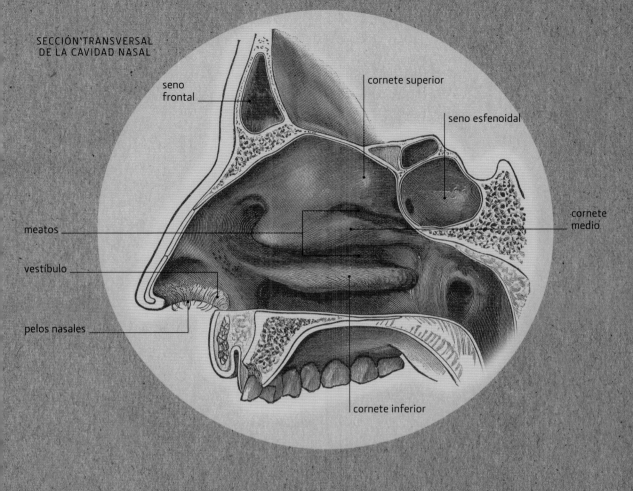

seno
frontal

cornete superior

seno esfenoidal

cornete
medio

meatos

vestíbulo

pelos nasales

cornete inferior

CARTÍLAGOS NASALES

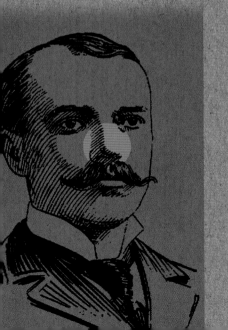

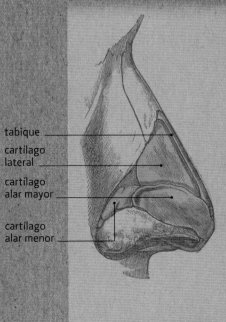

tabique

cartílago
lateral

cartílago
alar mayor

cartílago
alar menor

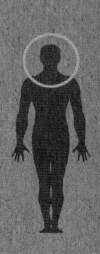

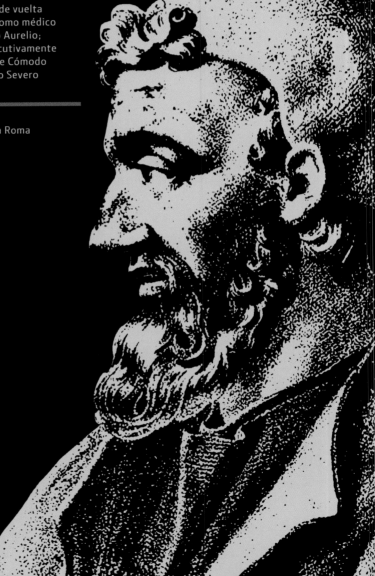

h. 129 d. C.
Nace en Pérgamo (actual
Bergama en Turquía)

143
Empieza sus estudios
de Filosofía

145
Le envían a estudiar
Medicina después de
que su padre soñara
con Asclepio, el dios
de la medicina

148
Después de la muerte
de su padre, viaja a
Alejandría y Esmirna,
donde se dedica
al estudio

157
Se convierte en médico
de la escuela de
gladiadores de Pérgamo

161
Se traslada a Roma

166
Se ve forzado a huir de la
ciudad por las amenazas
de los enemigos

168
Invitado de vuelta
a Roma como médico
de Marco Aurelio;
es consecutivamente
médico de Cómodo
y Séptimo Severo

216/217
Muere en Roma

GALENO

Aelius Galenus o Claudius Galenus, conocido como Galeno, es el anatomista de los anatomistas. Médico-filósofo griego proveniente de una familia adinerada, estudió en las prestigiosas escuelas de Medicina de Alejandría y Esmirna (entre otras) y pasó la mayor parte de su vida profesional en Roma, en la corte imperial. El emperador romano Marco Aurelio dijo de él *«primum sane medicorum esse, philosophorum autem solum»* (fue «primero entre los médicos y único entre los filósofos»). Consideradas como revolucionarias en el siglo II en Roma las teorías, la práctica y el enfoque de Galeno, estas se convirtieron en la ortodoxia consolidada, tanto que su cuestionamiento un milenio después por los anatomistas del Renacimiento fue considerado prácticamente como una blasfemia por las jerarquías médicas.

Galeno avanzó en las teorías del médico griego Hipócrates (450-370 a. C.), ideas que no siempre fueron bien recibidas, ya que incluían sangrías y perseguían un enfoque radical de la anatomía práctica que causó controversia. Su primer trabajo como médico en la escuela de gladiadores de su ciudad natal, Pérgamo, le permitió estudiar la forma y la función del cuerpo humano mientras trataba las heridas y supervisaba el entrenamiento y la alimentación de las personas que tenía a su cargo; sin embargo, dado que Roma había prohibido la disección humana en 150 a. C., cuando quiso estudiar los órganos internos se vio obligado a utilizar cuerpos (en ocasiones todavía vivos) de cerdos y primates (elegidos porque son los más cercanos en forma a la anatomía humana); esto explica por qué algunas de sus conclusiones eran erróneas. Fue el pionero de muchas prácticas médicas modernas (como la de realizar un diagnóstico y dar un pronóstico), pero básicamente es recordado como anatomista por su trabajo sobre la tráquea y el sistema circulatorio.

Ambicioso, rico, inteligente y con éxito, Galeno fue también prolífico y produjo aproximadamente seiscientos tratados. Sus estudios de humanidades, particularmente en filosofía comparada, le permitieron la libertad de no seguir ninguna escuela en particular y le dio una visión única del cuerpo en el campo de la medicina. Por desgracia, gran parte de su trabajo se ha perdido, destruido o malinterpretado, y además se editaron falsificaciones y ediciones «no autorizadas» de su obra tanto en vida como una vez muerto; una gran parte de lo que ha sobrevivido consiste en traducciones de traducciones, de manera que ha resultado difícil establecer un canon fiable o datar correctamente sus escritos.

OÍDOS

la anatomía en 30 segundos

INCISO EN 3 SEGUNDOS
El órgano sensorial
especializado en la audición
y el equilibrio, el oído, está
dividido en tres partes: oído
externo, medio e interno.

DISECCIÓN EN 3 MINUTOS
Los niños tienen tendencia
a sufrir infecciones de
oído porque su trompa de
Eustaquio es más pequeña
y estrecha que la de los
adultos, lo que facilita
que las infecciones de
la garganta pasen al oído.
Puede forzarse la abertura
de la trompa de Eustaquio
bostezando con fuerza,
soplando por la nariz con
la boca cerrada o tragando,
tal y como suele hacerse
para aliviar el dolor debido
a la presión durante
un vuelo.

La parte del oído visible a ambos lados
de la cabeza recibe el nombre de *pabellón auditivo*
(oreja). Se trata de una estructura cartilaginosa
flexible y con forma de bucle que ayuda a dirigir
las ondas sonoras hacia el conducto auditivo externo,
de una longitud de 2,5 cm; este conducto lleva
hasta el tímpano. Todos estos elementos forman
parte del oído externo. El oído medio está integrado
por la cavidad timpánica, conectada con la nasofaringe
a través de un conducto conocido como trompa
de Eustaquio (de 4 cm de longitud), cuya función
es igualar la presión del oído medio con la exterior.
Tres pequeños huesos, los huesecillos auditivos
(martillo, yunque y estribo), transmiten las vibraciones
sonoras de la membrana timpánica a una cámara
llena de líquido, el laberinto membranoso. El laberinto
protege las importantes estructuras del oído
interno; está dividido en tres partes y lleno de
la perilinfa. Las dos primeras partes, el vestíbulo
y tres canales óseos de protección, poseen receptores
del equilibrio. La tercera parte, la cóclea, similar a un
caracol, contiene receptores auditivos en el órgano
de Corti. El nervio vestibular (fibras nerviosas que
conducen la información desde el vestíbulo y los
canales hasta el cerebro) se junta con el nervio coclear
(lleva la información desde la cóclea) para formar
el nervio vestibulococlear.

TEMAS RELACIONADOS
véase también
NERVIOS CRANEALES
página 136

MINIBIOGRAFÍAS
MARQUIS ALFONSO GIACOMO
GASPARE CORTI
1822-1876
Anatomista italiano que llevó
a cabo una investigación sobre
la cóclea.

TEXTO EN 30 SEGUNDOS
Jo Bishop

*El cerumen y los pelos
del conducto auditivo
externo del oído externo
evitan la entrada
de cuerpos extraños
y las infecciones.*

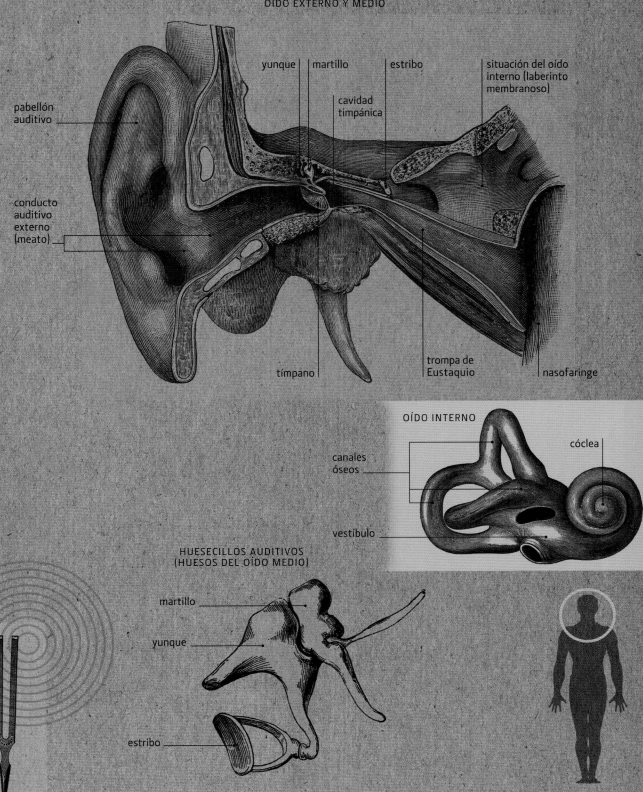

yunque | martillo | estribo

situación del oído interno (laberinto membranoso)

cavidad timpánica

pabellón auditivo

conducto auditivo externo (meato)

tímpano

trompa de Eustaquio

nasofaringe

OÍDO INTERNO

cóclea

canales óseos

vestíbulo

HUESECILLOS AUDITIVOS (HUESOS DEL OÍDO MEDIO)

martillo

yunque

estribo

LENGUA

la anatomía en 30 segundos

La parte anterior de la lengua es

el cuerpo, situado en el interior de la cavidad bucal, y la parte posterior es la raíz, localizada en la parte posterior de la faringe. La superficie superior o dorso de la lengua contiene pequeñas proyecciones denominadas papilas. Existen tres tipos de papilas, situadas en distintas zonas de la lengua: las fungiformes son redondas, con botones gustativos a los lados; las circunvaladas, las de mayor tamaño, se disponen en forma de V cerca del límite entre la parte anterior y la posterior de la lengua; las filiformes, con forma de cono, son las más pequeñas y no tienen botones gustativos. La información de los receptores gustativos es conducida hasta el cerebro por el nervio facial y el nervio glosofaríngeo. La cara inferior de la lengua es fina y delicada y está conectada con el suelo de la boca a través del frenillo, el cual fija la lengua y restringe sus movimientos. Las amígdalas linguales se encuentran en la parte posterior, en la raíz de la lengua. La mayor parte de la lengua está formada por músculo: cuenta con músculos extrínsecos (externos), responsables de los movimientos amplios de la lengua, y músculos intrínsecos (internos), que alteran la forma de la lengua y colaboran con los músculos extrínsecos de esta en los movimientos delicados y de precisión, como al hablar. La mayor parte de estos músculos están inervados por el nervio hipogloso.

INCISO EN 3 SEGUNDOS
La lengua es una pieza de tejido muscular que interviene en acciones como la masticación, la deglución y el habla. Contiene botones gustativos con receptores para los sabores dulce, salado, ácido y amargo.

DISECCIÓN EN 3 MINUTOS
Un adulto tiene alrededor de 10.000 botones gustativos. Además de los sabores primarios, dulce, salado, ácido y amargo, se ha descrito un quinto sabor, el *umami*, (sabor sabroso). El sentido del olfato está implicado en cómo la persona percibe el sabor de las cosas; esta es la razón por la que no saboreamos las cosas cuando estamos resfriados. Tocar la punta de la lengua estimula la producción de saliva.

TEMAS RELACIONADOS
véanse también
NARIZ
página 112
NERVIOS CRANEALES
página 136

MINIBIOGRAFÍAS
DAVID HÄNIG
ejerció en el siglo xx
Médico alemán que en 1901 describió por primera vez el mapa gustativo en la lengua.

TEXTO EN 30 SEGUNDOS
Jo Bishop

El número de papilas filiformes es mayor que el de cualquier otro tipo de papilas de la lengua; no contienen botones gustativos, de manera que no toman parte en el sentido del gusto.

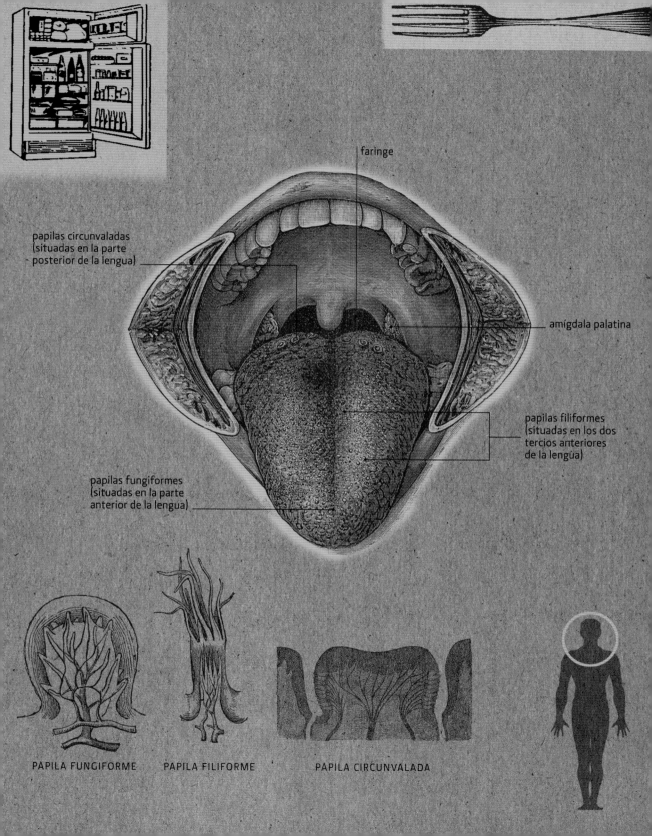

faringe

papilas circunvaladas
(situadas en la parte
posterior de la lengua)

amígdala palatina

papilas filiformes
(situadas en los dos
tercios anteriores
de la lengua)

papilas fungiformes
(situadas en la parte
anterior de la lengua)

PAPILA FUNGIFORME   PAPILA FILIFORME   PAPILA CIRCUNVALADA

FARINGE, LARINGE Y CUERDAS VOCALES

la anatomía en 30 segundos

La faringe empieza por detrás de

la cavidad nasal como nasofaringe y continúa detrás de la boca como orofaringe. Su porción inferior es la laringofaringe, la cual se convierte en la laringe en su parte anterior y en el esófago en su parte posterior. La laringe está formada por tres cartílagos impares (los tiroides y cricoides y la epiglotis) y tres pares de cartílagos más pequeños (aritenoides, corniculado y cuneiforme). De todos ellos, el de mayor tamaño es el cartílago tiroides, el cual protruye en el cuello y se conoce como el *bocado de Adán* o *nuez*, siendo más grande y prominente en el hombre que en la mujer. Los cartílagos se mantienen unidos por ligamentos intrínsecos (internos) y sujetos a las estructuras circundantes por ligamentos extrínsecos (externos). Los ligamentos vestibulares se encuentran en los pliegues vestibulares (falsas cuerdas vocales), entre los cartílagos tiroides y aritenoides, y su función, junto con la epiglotis, es la de evitar que objetos extraños entren en la tráquea. Los pliegues vocales, los cuales contienen los ligamentos vocales (verdaderas cuerdas vocales), participan en la formación de los sonidos. Vibran cuando el aire de los pulmones pasa a través de la abertura que existe entre ellos (glotis). El tipo de sonido producido depende del diámetro, longitud y tensión de las cuerdas vocales.

INCISO EN 3 SEGUNDOS
La faringe comunica la boca con los sistemas digestivo y respiratorio, mientras que la laringe (situada entre la faringe y la tráquea) aloja las cuerdas vocales.

DISECCIÓN EN 3 MINUTOS
La voz de los niños es más aguda que la de los adultos porque sus cuerdas vocales son más delgadas y cortas. Los hombres tienen la voz más profunda porque durante la pubertad la laringe aumenta de tamaño y las cuerdas vocales se hacen más gruesas y largas. Cuando una persona canta una nota alta, las cuerdas vocales pueden oscilar (vibrar) hasta 440 veces por minuto.

TEMAS RELACIONADOS
véanse también
PULMONES
página 76
ÁRBOL BRONQUIAL
página 78

MINIBIOGRAFÍAS
BENJAMÍN GUY BABINGTON
1794-1866
Médico inglés que inventó el primer laringoscopio (un tubo que se utiliza para observar la laringe).

TEXTO EN 30 SEGUNDOS
Jo Bishop

La faringe se extiende desde la base del cráneo hasta la altura de la sexta vértebra cervical y tiene una longitud de 12,5 cm.

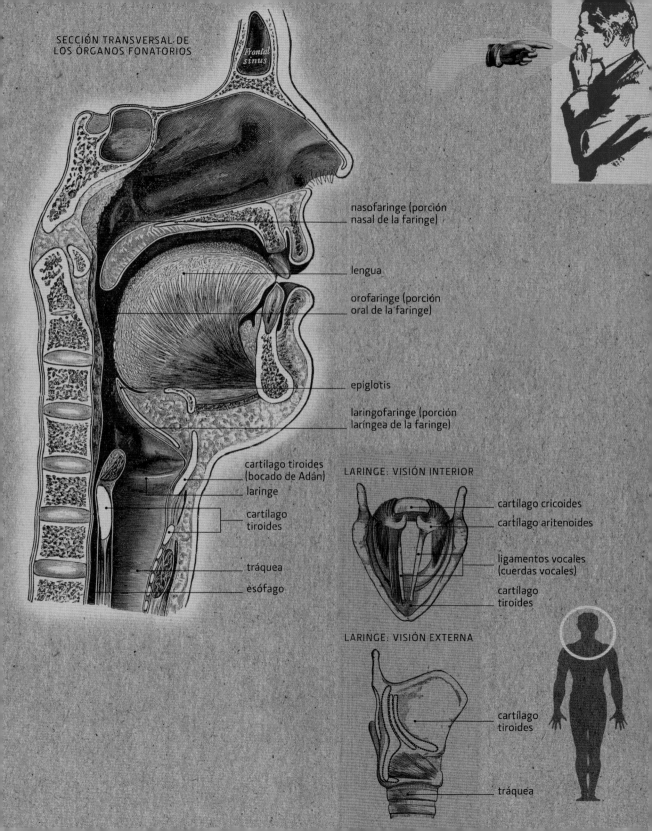

SECCIÓN TRANSVERSAL DE
LOS ÓRGANOS FONATORIOS

Frontal sinus

nasofaringe (porción
nasal de la faringe)

lengua

orofaringe (porción
oral de la faringe)

epiglotis

laringofaringe (porción
laríngea de la faringe)

cartílago tiroides
(bocado de Adán)

laringe

cartílago
tiroides

tráquea

èsófago

LARINGE: VISIÓN INTERIOR

cartílago cricoides

cartílago aritenoides

ligamentos vocales
(cuerdas vocales)

cartílago
tiroides

LARINGE: VISIÓN EXTERNA

cartílago
tiroides

tráquea

SISTEMAS ENDOCRINO Y NERVIOSO

SISTEMAS ENDOCRINO
Y NERVIOSO
GLOSARIO

axón Prolongación larga que se extiende desde el cuerpo de la neurona, a lo largo del cual viajan los impulsos nerviosos a una velocidad de aproximadamente 100 m por segundo. Algunos axones están cubiertos por una sustancia grasa denominada *mielina*, la cual aísla el axón y acelera la transmisión.

célula de la glía Tipo de célula del tejido conjuntivo del encéfalo y el sistema nervioso. Las células gliales dan soporte a las neuronas, aportan nutrientes y eliminan las sustancias de desecho.

cerebelo Sección de la parte posteroinferior del encéfalo que conecta el tronco encefálico con la parte posterior del cerebro. Su función es mantener el equilibrio y la coordinación muscular.

cerebro Parte de mayor tamaño del encéfalo, dividida en dos mitades de aspecto idéntico, los hemisferios derecho e izquierdo. Cada hemisferio contiene cuatro regiones o lóbulos: el frontal, el occipital, el temporal y el parietal. Ambas mitades están conectadas entre ellas por una banda de fibras nerviosas, el cuerpo calloso.

corteza cerebral Superficie rugosa del cerebro. La corteza cerebral controla la mayor parte de los procesos racionales y contiene el cuerpo de las neuronas (células nerviosas). Estas se conectan a través de los axones.

duramadre Una de las tres meninges (cubiertas de tejido conectivo) que envuelven y protegen la médula espinal y el encéfalo. La duramadre es la membrana más externa y la más gruesa de las tres. Envuelve la aracnoides y la piamadre; entre las tres capas se encuentra el líquido cefalorraquídeo, que llena el espacio subaracnoideo.

ganglios basales Cuatro zonas de materia gris situadas en la parte inferior de los hemisferios cerebrales.

glándulas suprarrenales Glándulas pares, situadas una sobre cada riñón, que integran el sistema endocrino, formado por órganos y glándulas que segregan hormonas en la sangre para regular las actividades orgánicas. Las glándulas suprarrenales liberan hormonas que controlan cómo el organismo utiliza los nutrientes, además de regular la presión sanguínea y la frecuencia cardíaca.

hipotálamo Región del cerebro situada por debajo del tálamo y por encima del tronco encefálico. Produce neurohormonas que regulan la secreción hormonal por parte de la hipófisis y otras glándulas del sistema endocrino.

materia blanca Tejido del encéfalo y la médula espinal (color blanco) formado principalmente por células gliales y fibras nerviosas (axones) que conectan los cuerpos celulares de las neuronas.

materia gris Tejido del encéfalo y la médula espinal, de color gris marronáceo, formado principalmente por los cuerpos celulares de las neuronas.

nervios cervicales Nervios espinales que surgen de las vértebras cervicales (los siete huesos del cuello, en el extremo superior de la columna vertebral); las fibras sensitivas de estos nervios se dirigen a la cabeza y a las extremidades superiores.

nervios craneales Nervios que tienen su origen en el tronco encefálico y están relacionados con las estructuras encefálicas; inervan el encéfalo, la cabeza y el cuello.

nervios dorsales Nervios espinales que se originan en las vértebras dorsales (los 12 huesos que forman la parte media de la columna vertebral, entre las vértebras cervicales del cuello y las vértebras lumbares de la parte inferior de la espalda); estos nervios inervan el tronco y algunas partes de las extremidades superiores.

nervios lumbosacros Nervios espinales que se originan en las vértebras lumbares (cinco vértebras de la parte inferior de la espalda) y el sacro (la parte inferior de la columna vertebral); estos nervios inervan la pelvis y las extremidades inferiores.

neurona Célula nerviosa del encéfalo y los nervios. Los cuerpos neuronales se comunican a través de unas prolongaciones denominadas *axones*. Cuando los axones se encuentran, no entran en contacto; los impulsos son transmitidos a través de la hendidura existente entre los axones (llamada *hendidura sináptica*) por neurotransmisores químicos.

tiroides Glándula del sistema endocrino. Situada en el cuello, la tiroides produce las hormonas tiroideas, las cuales controlan el metabolismo.

tronco encefálico Región de la parte posteroinferior del cerebro que conecta las partes media y anterosuperior del cerebro con la médula espinal. Junto con el cerebelo, el tronco encefálico forma parte del rombencéfalo.

SISTEMA ENDOCRINO

la anatomía en 30 segundos

INCISO EN 3 SEGUNDOS

El sistema endocrino controla los procesos corporales mediante la secreción de hormonas por el hipotálamo, la hipófisis, las paratiroides, la tiroides, el páncreas y las glándulas suprarrenales, los testículos y los ovarios.

DISECCIÓN EN 3 MINUTOS

Las hormonas tiroideas T_3 y T_4 contribuyen a la regulación de la velocidad de la actividad de todas las células del organismo. Por esta razón, los trastornos de la glándula tiroides pueden manifestarse con problemas inespecíficos y generalizados como piel edematosa, ronquera, disminución del apetito, alteraciones del ciclo menstrual, sensibilidad al frío o problemas de visión y oído. En el hipotiroidismo, la glándula tiroides es poco activa, mientras que en el menos frecuente hipertiroidismo resulta demasiado activa.

El sistema endocrino regula funciones corporales como el desarrollo y el crecimiento, la velocidad de la función celular, el tono muscular o el equilibrio hídrico y electrolítico. Sus órganos son muy diversos. Existen distintas glándulas endocrinas (hipófisis, tiroides, paratiroides), componentes de otros órganos (riñones, ovarios, testículos) o glándulas endocrinas difusas (en el tracto digestivo). Por regla general, las glándulas endocrinas son órganos sólidos formados por muchas células activas organizadas alrededor de abundantes vasos sanguíneos y algo de tejido estructural. Estas células sintetizan y segregan sustancias químicas, denominadas *hormonas*, a la sangre, donde son transportadas a los lugares en los que actúan. Algunas hormonas funcionan en cadena, provocando la liberación de otras hormonas, y reciben el nombre de *hormonas liberadoras* (primer orden) o *estimuladoras* (segundo orden). La tiroxina, segregada por la glándula tiroides, que se localiza por debajo de la nuez, en la parte anterior del cuello, es un ejemplo. La glándula tiroides segrega la tiroxina cuando la hormona tireoestimulante producida en la hipófisis actúa sobre ella. La propia hipófisis es estimulada primero por la hormona liberadora de la tirotropina, la cual es producida en el hipotálamo.

TEMAS RELACIONADOS

véanse también
PÁNCREAS
página 92
SISTEMA REPRODUCTOR FEMENINO
página 144
SISTEMA REPRODUCTOR MASCULINO
página 150

MINIBIOGRAFÍAS

EMIL THEODOR KOCHER
1841-1917
Cirujano suizo pionero que realizó más de 5.000 operaciones de la glándula tiroides.

TEXTO EN 30 SEGUNDOS

December S. K. Ikah

Los órganos endocrinos están repartidos por todo el cuerpo, desde el encéfalo hasta el tracto digestivo y el sistema reproductor.

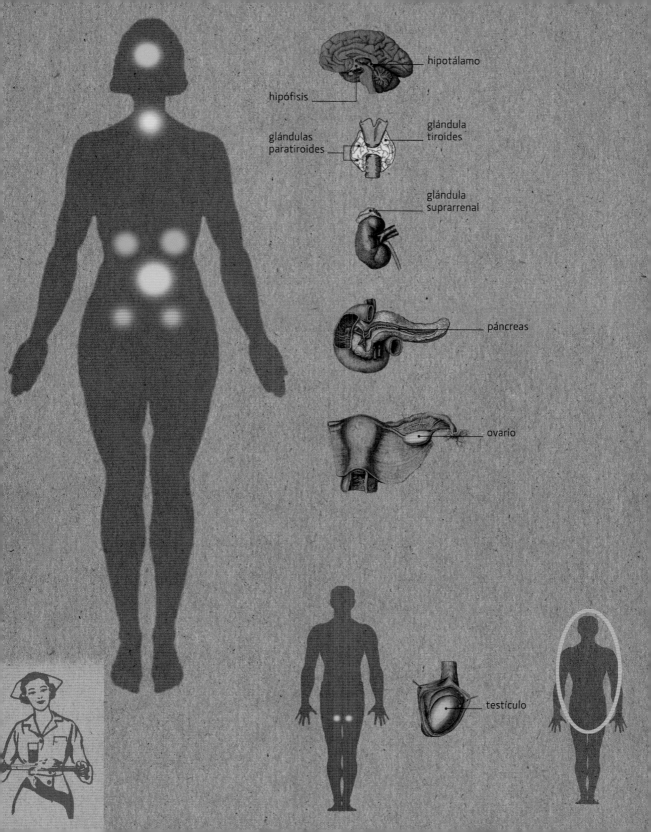

hipotálamo

hipófisis

glándulas
paratiroides

glándula
tiroides

glándula
suprarrenal

páncreas

ovario

testículo

ENCÉFALO Y TRONCO ENCEFÁLICO

la anatomía en 30 segundos

El encéfalo está dividido en

tres regiones: el prosencéfalo, el mesencéfalo y el rombencéfalo (que continúa con la médula espinal). El prosencéfalo está formado por el cerebro, los ganglios basales y el tálamo; el mesencéfalo conecta el prosencéfalo con el rombencéfalo, mientras que el rombencéfalo está constituido por el tronco encefálico y el cerebelo. En el prosencéfalo se encuentra el cerebro, la parte más grande del encéfalo, el cual está dividido en dos hemisferios (derecho e izquierdo). Su superficie rugosa es la corteza cerebral, la cual está formada principalmente por los cuerpos celulares de las células nerviosas (neuronas) y se conoce como materia gris por su color; las neuronas se conectan entre ellas mediante largas fibras denominadas *axones* y las ramificadas *dendritas* (las dos forman la «materia blanca»). Las otras partes del prosencéfalo son: los ganglios basales (cuatro zonas de materia gris en cada hemisferio) y el tálamo, la puerta de entrada de las fibras sensitivas que van hasta la corteza cerebral. En el rombencéfalo, el cerebelo conecta el tronco encefálico con el cerebro y su función es el mantenimiento del equilibrio y la coordinación. El tronco encefálico se encuentra entre la médula espinal, el cerebelo y el prosencéfalo; conecta esas regiones del encéfalo, transmite la información de las fibras motoras y sensitivas, contiene los nervios craneales y controla la respiración y la circulación.

INCISO EN 3 SEGUNDOS
El encéfalo es el centro de control del cuerpo; lo forman el tronco encefálico, el cerebelo, el tálamo, los ganglios basales y los hemisferios cerebrales, todo envuelto por las meninges y situado dentro del cráneo.

DISECCIÓN EN 3 MINUTOS
El cerebro de un hombre pesa una media de 1,5 kg y el de una mujer 1,25 kg. Esta diferencia se debe a la variación habitual entre el tamaño del cuerpo de un hombre y una mujer. Constituye alrededor de una decimoquinta parte del peso corporal de un adulto. Sin embargo, el cerebro utiliza una quinta parte del oxígeno que entra por los pulmones.

TEMAS RELACIONADOS
véanse también
MÉDULA ESPINAL
página 130
SISTEMA NERVIOSO AUTÓNOMO
página 134
NERVIOS CRANEALES
página 136

MINIBIOGRAFÍAS
HIPÓCRATES ASCLEPIADES
460-377 a. C.
Médico de la antigua Grecia, conocido como el padre de la medicina, el cual constató por primera vez que el cerebro está involucrado en las sensaciones y es la fuente de la inteligencia humana.

TEXTO EN 30 SEGUNDOS
December S. K. Ikah

Los dos hemisferios cerebrales están divididos por una hendidura y conectados en su parte inferior por una banda de fibras nerviosas, el cuerpo calloso.

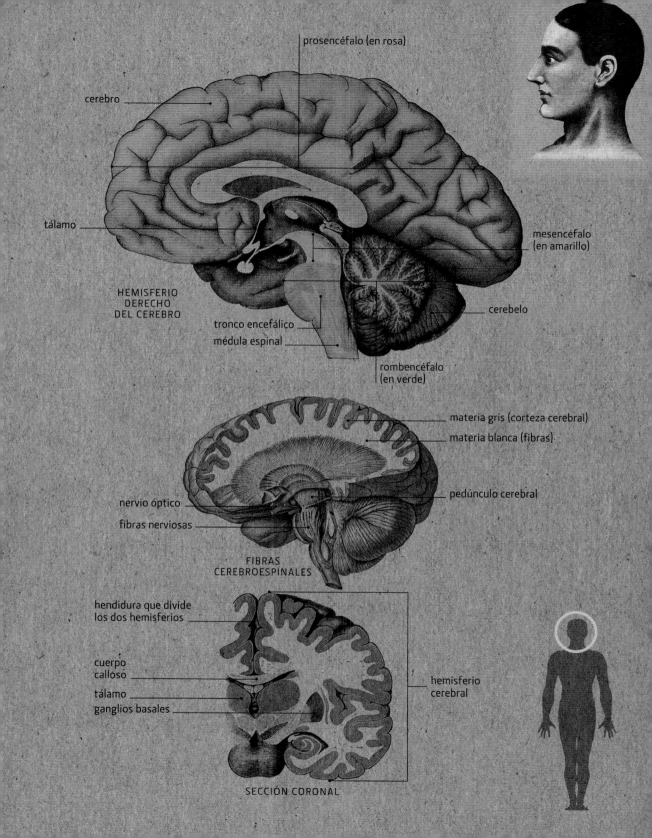

prosencéfalo (en rosa)

cerebro

tálamo

HEMISFERIO
DERECHO
DEL CEREBRO

mesencéfalo
(en amarillo)

cerebelo

tronco encefálico

médula espinal

rombencéfalo
(en verde)

materia gris (corteza cerebral)

materia blanca (fibras)

pedúnculo cerebral

nervio óptico

fibras nerviosas

FIBRAS
CEREBROESPINALES

hendidura que divide
los dos hemisferios

cuerpo
calloso

tálamo

ganglios basales

hemisferio
cerebral

SECCIÓN CORONAL

MÉDULA ESPINAL

la anatomía en 30 segundos

El encéfalo y la médula espinal

forman el sistema nervioso central. La médula espinal ocupa los dos tercios superiores del canal vertebral. Se extiende desde el encéfalo hasta más allá de la segunda o tercera vértebra lumbar. No tiene un diámetro uniforme, sino que a lo largo de su longitud presenta dos ensanchamientos. El primero es el engrosamiento cervical, el cual da origen a los nervios que inervan las extremidades superiores (plexo braquial); el segundo es el engrosamiento lumbosacro, que corresponde a los nervios que inervan las extremidades inferiores. La función de la médula espinal es coordinar los reflejos, transmitir las señales motoras (movimiento) a lo largo de la médula desde el cerebro y devolver las señales al cerebro. En el interior de la médula espinal hay un canal central rodeado de materia gris y materia blanca, rica en cuerpos celulares y prolongaciones de las células nerviosas que reciben las señales entrantes. Tres membranas de tejido conjuntivo conocidas como meninges rodean la médula espinal. Su función es sostener y proteger la médula dentro del canal vertebral. La membrana más externa (duramadre) es la más gruesa, y por debajo de ella se encuentra la aracnoides y finalmente la piamadre, las cuales se continúan tanto en el encéfalo como en la médula espinal.

INCISO EN 3 SEGUNDOS
La médula espinal se encuentra alojada en el canal vertebral. Transmite las señales hacia y desde el cerebro con el fin de controlar el movimiento, la sensibilidad y los reflejos.

DISECCIÓN EN 3 MINUTOS
El espacio entre la aracnoides y la piamadre (espacio subaracnoideo) está lleno de líquido cefalorraquídeo, del cual puede extraerse una muestra insertando una aguja en la región lumbar. En este punto, la médula espinal se divide en cordones fibrosos (cola de caballo), de manera que la inserción de la aguja no la lesiona. El líquido puede analizarse para descartar o confirmar la existencia de enfermedades o bien drenarse para aliviar la presión sobre el encéfalo.

TEMAS RELACIONADOS
véanse también
COLUMNA VERTEBRAL
Y CAJA TORÁCICA
página 24
ENCÉFALO Y TRONCO CEREBRAL
página 128
PLEXOS NERVIOSOS
página 138

TEXTO EN 30 SEGUNDOS
Gabrielle M. Finn

En la base de la columna vertebral, la cola de caballo es un haz de raíces motoras que conectan con las extremidades inferiores, la vejiga urinaria, los intestinos y los genitales.

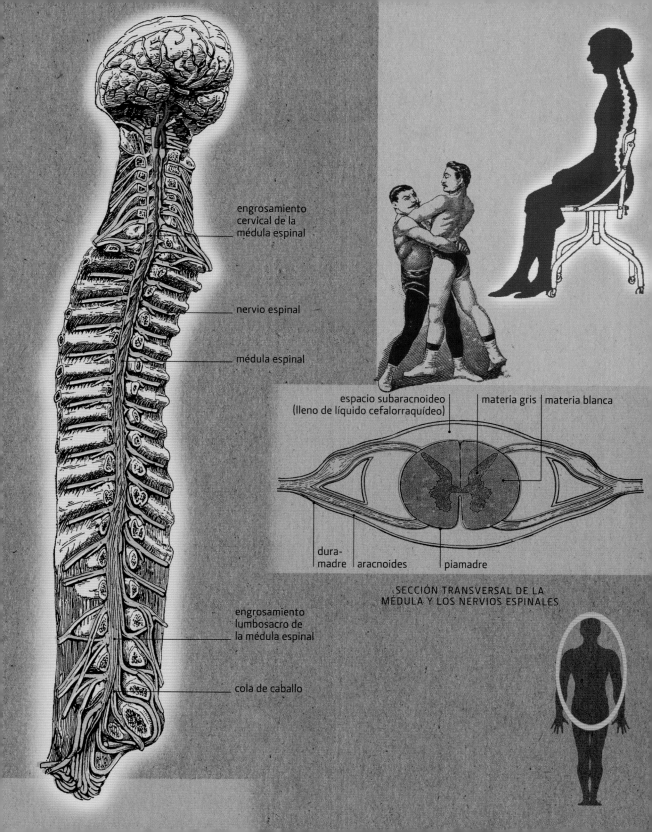

engrosamiento
cervical de la
médula espinal

nervio espinal

médula espinal

engrosamiento
lumbosacro de
la médula espinal

cola de caballo

espacio subaracnoideo
(lleno de líquido cefalorraquídeo)

materia gris | materia blanca

dura-
madre | aracnoides

piamadre

SECCIÓN TRANSVERSAL DE LA
MÉDULA Y LOS NERVIOS ESPINALES

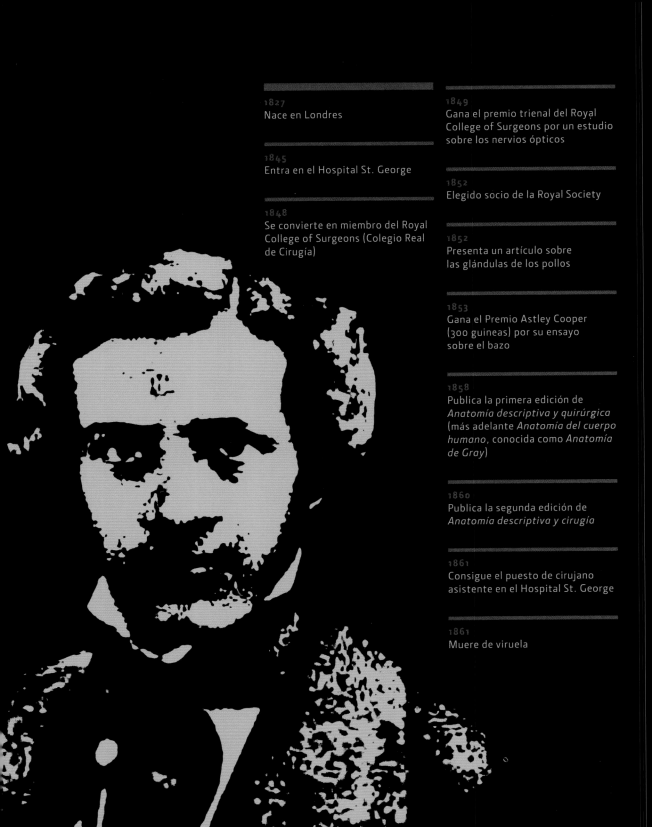

1827
Nace en Londres

1845
Entra en el Hospital St. George

1848
Se convierte en miembro del Royal College of Surgeons (Colegio Real de Cirugía)

1849
Gana el premio trienal del Royal College of Surgeons por un estudio sobre los nervios ópticos

1852
Elegido socio de la Royal Society

1852
Presenta un artículo sobre las glándulas de los pollos

1853
Gana el Premio Astley Cooper (300 guineas) por su ensayo sobre el bazo

1858
Publica la primera edición de *Anatomía descriptiva y quirúrgica* (más adelante *Anatomía del cuerpo humano*, conocida como *Anatomía de Gray*)

1860
Publica la segunda edición de *Anatomía descriptiva y cirugía*

1861
Consigue el puesto de cirujano asistente en el Hospital St. George

1861
Muere de viruela

HENRY GRAY

Anatomía de Gray probablemente es el libro de texto de medicina más famoso del mundo occidental, una valiosa fuente de conocimiento para la profesión médica y los artistas, tan indisolublemente unida a su creador que su título oficial ha pasado hoy en día a ser un epónimo. Sin embargo, Henry Gray era demasiado modesto para utilizar en vida su propio nombre en el título de su obra. La primera edición fue publicada bajo el título *Anatomía descriptiva y quirúrgica*, y las siguientes ediciones como *Anatomía del cuerpo humano*.

Se sabe muy poco de Henry Gray, básicamente porque murió joven, a la edad de 34 años, después de contraer la viruela de un sobrino que estaba a su cargo; el sobrino sobrevivió. Gray nació en Londres, ciudad que al parecer nunca dejó. Entró como estudiante de medicina en el Hospital St. George a la edad de 18 años; el trabajo de su padre como correo del rey Jorge IV y el rey Guillermo IV le dio cierta influencia. Todos los datos indican que Henry era un trabajador diligente, metódico y cuidadoso que pronto descubrió que tenía talento para la anatomía, sobre la que aprendió realizando él mismo disecciones.

Después de graduarse, Gray permaneció en St. George como profesor y más tarde como catedrático de Anatomía, y también se convirtió en el conservador del museo del hospital. Estos puestos le permitieron seguir su investigación anatómica y al mismo tiempo investigar sobre embriología, pero nunca sabremos hasta dónde podría haber llegado en este campo.

La *Anatomía de Gray* fue con toda probabilidad concebida como una ayuda para los estudiantes y, en consecuencia, su estilo es claro y conciso, pero es justo decir que sin las detalladas ilustraciones que acompañan el texto, el libro no sería tan completo y útil. Siguiendo la tradición de Eustaquio y Vesalio, Gray trabajó estrechamente con un ilustrador, su amigo, colega, colaborador y socio anatomista, el doctor Henry Vandyke Carter, el cual realizó los meticulosos dibujos que se emplearon para los 363 grabados que ilustran la primera edición de 750 páginas. La obra fue tan popular que la segunda edición se publicó solo dos años después.

Al año siguiente, Gray oposito al puesto de cirujano asistente en el Hospital St. George. Probablemente habría sido nombrado, pero falleció antes de que el nombramiento se hiciera efectivo. En el momento de su muerte, estaba ocupado en la segunda edición del libro que ha inmortalizado su nombre.

SISTEMA NERVIOSO AUTÓNOMO

la anatomía en 30 segundos

INCISO EN 3 SEGUNDOS
Las dos ramas del sistema nervioso autónomo, el simpático y el parasimpático, trabajan conjuntamente para mantener el equilibrio de muchos de los procesos del organismo.

DISECCIÓN EN 3 MINUTOS
La respuesta de huida o lucha es un mecanismo de supervivencia controlado por el sistema simpático. Cuando una persona está lista para la lucha o la huida de una situación estresante o peligrosa, el corazón y los pulmones son estimulados para que trabajen más y los vasos sanguíneos se dilatan más en las partes del cuerpo preparadas para la acción como los músculos, mientras se contraen en aquellas partes no esenciales, como el intestino.

El sistema nervioso autónomo

se divide en el sistema simpático y el parasimpático. El sistema parasimpático es más importante en las actividades del día a día, mientras que el simpático se activa en situaciones de estrés. Juntos contribuyen a mantener el equilibrio entre diversos procesos orgánicos. Muchas de las vías parasimpáticas empiezan en el tronco encefálico y los nervios craneales como el nervio vago, mientras que otras tienen su inicio más abajo, en la médula espinal. Los nervios viajan hasta cerca de su tejido diana, donde conectan con un segundo nervio en una estructura conocida como *ganglio nervioso*. Desde allí, el segundo nervio viaja hasta el órgano diana, donde puede emitir una señal para influenciar la función. Entre las funciones parasimpáticas se encuentran la disminución de la frecuencia cardíaca, el aumento de las secreciones digestivas y pancreáticas y la contracción de la pupila. El sistema simpático empieza en la médula espinal: los nervios que salen de esta se comunican con un segundo nervio en una cadena de ganglios que se sitúan a ambos lados de la columna vertebral. El segundo nervio viaja hasta el órgano diana, donde pueden producirse efectos como el aumento de la frecuencia y la fuerza de la contracción cardíaca, la dilatación de la pupila, la constricción de las pequeñas arterias y la dilatación de la vías pulmonares. Los nervios pueden interconectarse en estructuras conocidas como *plexos*, antes de dirigirse a su órgano diana.

TEMAS RELACIONADOS
véanse también
CORAZÓN
página 64
ARTERIAS Y VENAS PRINCIPALES
página 66

MINIBIOGRAFÍAS
WILDER G. PENFIELD
1891-1976
Neurocirujano canadiense que realizó un mapa de la corteza sensitiva y motora del cerebro e ideó el procedimiento Montreal para tratar a los pacientes con epilepsia grave.

TEXTO EN 30 SEGUNDOS
Andrew T. Chaytor

El sistema nervioso autónomo regula las funciones corporales —como el latido cardíaco y los movimientos digestivos— que no se encuentran bajo control consciente.

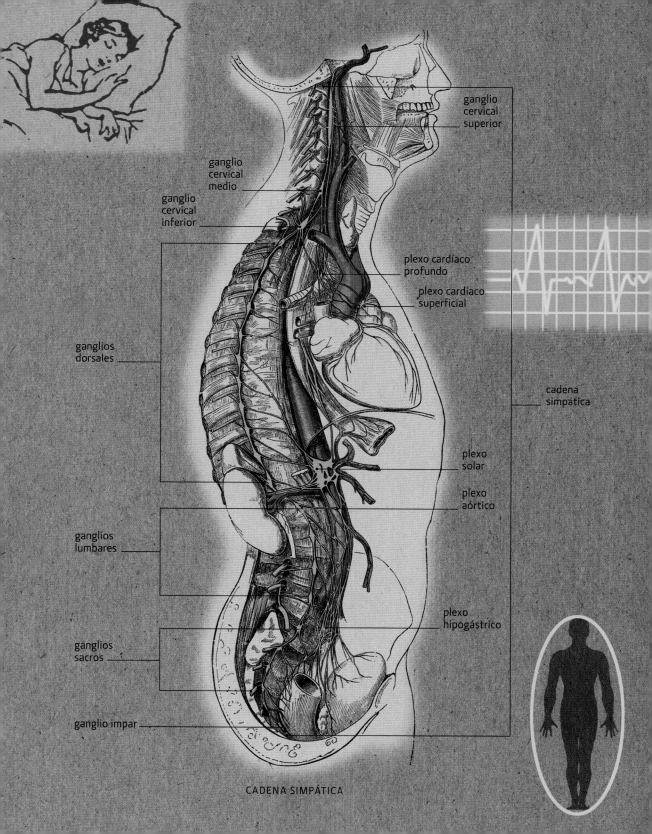

ganglio
cervical
superior

ganglio
cervical
medio

ganglio
cervical
inferior

plexo cardíaco
profundo

plexo cardíaco
superficial

ganglios
dorsales

cadena
simpática

plexo
solar

plexo
aórtico

ganglios
lumbares

plexo
hipogástrico

ganglios
sacros

ganglio impar

CADENA SIMPÁTICA

NERVIOS CRANEALES

la anatomía en 30 segundos

Los nervios craneales se originan
directamente en el encéfalo, al contrario que
nervios espinales como los nervios, dorsales
y lumbosacros, los cuales parten de la médula espinal.
Existen doce nervios craneales, cada uno de ellos
identificado con un número romano: (I) olfatorio,
encargado del sentido del olfato; (II) óptico, lleva
los impulsos desde la retina hasta el cerebro;
(III) oculomotor y (IV) troclear, controlan los
movimientos oculares; (V) trigémino, controla
la sensibilidad de la cara y los movimientos musculares
como la masticación o la deglución; (VI) abducens,
regula los movimientos oculares; (VII) facial, encargado
de los músculos implicados en la expresión facial y
el sentido del gusto; (VIII) vestibulotroclear, transmite
la información sobre el equilibrio y la sonora desde
el oído interno hasta el cerebro; (IX) glosofaríngeo,
inerva el oído medio, las amígdalas y la faringe, entre
otras funciones; (X) vago, controla las fibras motoras
y sensoriales de varias zonas de la cabeza y el pecho;
(XI) espinal accesorio, controla los músculos del cuello
y los hombros; y el (XII) nervio hipogloso, que controla
los movimientos de la lengua. Exceptuando el nervio
olfatorio, el cual tiene su origen en la cavidad nasal,
todos los otros nervios craneales se originan en
núcleos situados profundamente en el tronco encefálico
(o estructuras relacionadas). Abandonan la cavidad
craneal a través de aberturas denominadas
forámenes, situadas en los huesos del cráneo.

INCISO EN 3 SEGUNDOS
Los nervios craneales
se originan en el encéfalo
e inervan los músculos,
órganos sensoriales
y tejidos del encéfalo,
la cabeza y el cuello.

DISECCIÓN EN 3 MINUTOS
El herpes zóster,
caracterizado por una
erupción y dolor intenso
generalmente en la parte
superior de la cara, incluido
el ojo, es una enfermedad
muy frecuente que
afecta al nervio trigémino.
La varicela de la infancia
se cura, pero el virus
de la varicela sobrevive
y permanece inactivo
en el ganglio del nervio
trigémino hasta que
se reactiva en forma
de herpes cuando la
inmunidad se debilita,
por ejemplo, en edades
avanzadas, personas
con sida o después de un
tratamiento farmacológico
contra el cáncer.

TEMAS RELACIONADOS
véanse también
CRÁNEO
página 22
ENCÉFALO Y TRONCO
ENCEFÁLICO
página 128
MÉDULA ESPINAL
página 130
SISTEMA NERVIOSO
AUTÓNOMO
página 134

MINIBIOGRAFÍAS
GALENO DE PÉRGAMO
129- h. 216 d. C.
Médico romano de origen
griego que describió
7 de los 12 nervios craneales.

TEXTO EN 30 SEGUNDOS
December S. K. Ikah

*El nervio trigémino
tiene fibras sensitivas
y motoras; controla
la sensibilidad y las
acciones musculares
de la cara, la masticación
y la deglución.*

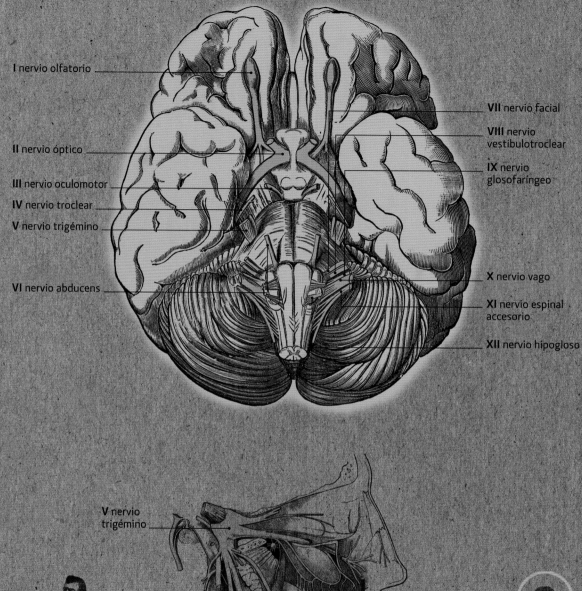

I nervio olfatorio

VII nervio facial

VIII nervio vestibulotroclear

II nervio óptico

IX nervio glosofaríngeo

III nervio oculomotor

IV nervio troclear

V nervio trigémino

VI nervio abducens

X nervio vago

XI nervio espinal accesorio

XII nervio hipogloso

V nervio trigémino

RAMAS DEL NERVIO TRIGÉMINO

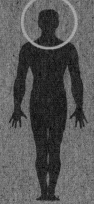

PLEXOS NERVIOSOS

la anatomía en 30 segundos

INCISO EN 3 SEGUNDOS
Un plexo nervioso
es un grupo de nervios
con muchas ramas
que se originan en él;
estas ramas inervan
músculos u órganos
cercanos al plexo.

DISECCIÓN EN 3 MINUTOS
Cuando durante el parto
una mujer recibe la anestesia
epidural, el anestesista
inyecta sustancias
anestésicas en la parte
inferior de la espalda,
alrededor de la médula
lumbar. Estas sustancias
evitan el dolor mediante el
bloqueo de los nervios de
los plexos lumbar y sacro.
Dado que los impulsos
de los nervios están
bloqueados, la pelvis y las
extremidades inferiores de
la mujer quedan paralizadas.
Cirugías menores como
una operación en la mano
pueden practicarse
bloqueando el plexo braquial
a nivel del hombro, en lugar
de utilizar anestesia general.

Un plexo nervioso tiene una estructura similar a la red del metro, que suele contar con diversas líneas que salen y se dispersan en varias estaciones, varios suburbios y a lo largo de distintas rutas; en cada estación pueden pasar diferentes líneas. En un plexo nervioso, los nervios individuales salen de redes que inervan determinadas estructuras. Las redes están formadas por pequeños nervios espinales, los cuales salen directamente de la médula espinal. Estos nervios espinales tienen múltiples fibras que contribuyen a formar diferentes nervios individuales que parten del plexo. Cada plexo corresponde a un sistema orgánico diferente. Por ejemplo, los nervios espinales que emergen directamente de la médula espinal a nivel del cuello reciben el nombre de *nervios cervicales*, y estos forman el plexo braquial, el cual inerva las extremidades superiores. Así, la extremidad superior podría equipararse a un determinado suburbio de una ciudad; distintos nervios (trenes) paran en distintos músculos (estaciones) del brazo (suburbio). Además del plexo braquial, otros plexos nerviosos son el plexo cervical, el cual inerva la cabeza y el cuello, y los plexos lumbar y sacro, que inervan la pelvis y las extremidades inferiores.

TEMAS RELACIONADOS
véanse también
MÉDULA ESPINAL
página 130
SISTEMA NERVIOSO
AUTÓNOMO
página 134

MINIBIOGRAFÍAS
LEOPOLD AUERBACH
1828-1897
Anatomista alemán y uno
de los primeros en investigar
el sistema nervioso utilizando
métodos de tinción histológicos.
Su nombre se asocia a una
capa de ganglios conocida
como plexo de Auerbach.

TEXTO EN 30 SEGUNDOS
Gabrielle M. Finn

Los nervios cervicales que se originan en la médula espinal salen de la columna y se combinan en el plexo braquial para inervar diversos músculos de la extremidad superior.

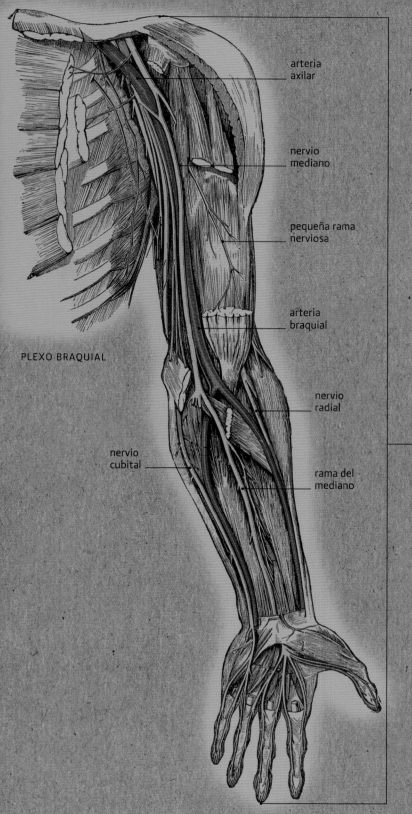

arteria
axilar

nervio
mediano

pequeña rama
nerviosa

arteria
braquial

nervio
radial

PLEXO BRAQUIAL

nervio
cubital

rama del
mediano

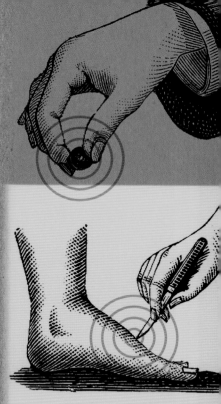

ramas del
plexo braquial

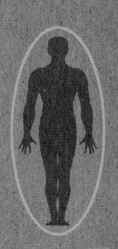

SISTEMA REPRODUCTOR

SISTEMA REPRODUCTOR
GLOSARIO

cérvix Parte inferior del útero que se estrecha para unirse con la vagina. *Cérvix* proviene del término latino *cervix* y significa «cuello del útero».

clítoris Órgano formado por tejido eréctil sensible situado donde los labios se unen por debajo del pubis.

elevador del ano Junto con el músculo coccígeo, uno de los músculos del suelo de la pelvis en el diafragma pélvido; constituye un soporte para órganos como el útero, los ovarios y las trompas de Falopio y asegura que la vagina y el ano permanezcan cerrados. Los músculos del suelo de la pelvis desempeñan un papel clave en el mantenimiento de la continencia al actuar como un esfínter para la uretra.

glande Extremo bulboso sensible del pene; en la punta se encuentra el orificio de la uretra (meato urinario) a través del cual sale del cuerpo la orina y el semen. Cuando el pene no está erecto, el glande se halla cubierto por el prepucio en los hombres que no han sido circuncidados. En la mujer, el equivalente anatómico del glande es el clítoris.

labios Pliegues de piel que cubren la entrada de la vagina; los labios mayores son los pliegues externos y los labios menores, los internos.

ovario Órgano principal del sistema reproductor femenino, donde se producen los óvulos y las hormonas sexuales femeninas, incluidos los estrógenos y los progestágenos. Un pequeño número de óvulos alcanzarán la madurez y serán liberados del folículo de Graaf del ovario hacia la trompa de Falopio, donde pueden ser fertilizados por el espermatozoide. Una mujer tiene dos ovarios, uno a cada lado del útero, en la cavidad abdominal.

óvulo Célula liberada por uno de los ovarios de la mujer en el proceso de la ovulación. El óvulo inmaduro recibe el nombre de *ovocito*. Si es fertilizado en la trompa de Falopio, el óvulo se convierte en cigoto y al dividirse se transforma en mórula. Cuando anida en la pared del útero recibe el nombre de *blastocito*. Una vez anidado, el blastocito se denomina *embrión*.

próstata Glándula sexual accesoria masculina que segrega un fluido alcalino durante la eyaculación que, con los espermatozoides, es un constituyente clave del semen. La glándula prostática desemboca en la uretra en el punto donde esta sale de la vejiga. El semen pasa por la uretra hasta la punta del pene y sale al exterior. Una eyaculación típica contiene más de 300 millones de espermatozoides, pero, en términos de volumen, los espermatozoides representan solo el 5 % del semen.

testículo Glándula sexual masculina en la que se producen los espermatozoides y la hormona masculina testosterona. El hombre posee dos testículos; estos se desarrollan en el abdomen, pero antes del nacimiento descienden hasta unas bolsas de piel, el escroto, situadas detrás del pene. El esperma producido en los testículos pasa por los vasos eferentes para ser almacenados y madurar en el epidídimo. Pasada la pubertad, los testículos producen alrededor de 1.000 espermatozoides cada minuto, cada uno de 0,05 mm de longitud, que tardan diez días en alcanzar la plena madurez.

uretra Tubo que conduce desde la vejiga hasta el exterior, pasando por el interior del pene en el hombre y delante de la vagina en la mujer. En el hombre tiene una longitud de unos 20 cm y en la mujer de 4 cm; en ambos sexos, su función es llevar la orina, y en el hombre, además, el semen.

útero Conocido también como matriz, es la parte del sistema reproductor femenino en la que el óvulo fertilizado se implanta y donde el embrión y el feto se desarrollan. Aproximadamente cinco días después de la fecundación, el óvulo (en este momento denominado *blastocito*) anida en la pared del útero; sus células más externas formarán la placenta y las otras el embrión. El útero se sitúa en el centro de la pelvis, entre la vejiga urinaria por delante y el recto por detrás.

vagina Parte inferior del aparato reproductor femenino, se trata de un canal muscular cubierto de una mucosa que se extiende desde el cérvix hasta el vestíbulo de los genitales externos femeninos. Durante las relaciones sexuales, el pene erecto eyacula el semen en la parte superior de la vagina, desde donde los espermatozoides nadan a través del cérvix para fecundar el óvulo en la trompa de Falopio. Durante el parto, el bebé pasa a través del cérvix y la vagina.

SISTEMA REPRODUCTOR FEMENINO

la anatomía en 30 segundos

Los órganos reproductores primarios

son los ovarios y los conductos accesorios: las trompas de Falopio, el útero y la vagina. Los ovarios producen óvulos y hormonas sexuales femeninas, las cuales, entre otras cosas, estimulan el crecimiento de las mamas y regulan el ciclo menstrual de la mujer. Cada ovario se sitúa junto al extremo abierto de una trompa de Falopio; cuando el óvulo es expulsado del ovario, pasa a la trompa de Falopio. Las trompas de Falopio son estrechas, de unos 10 cm de longitud y desembocan en el útero, que es un órgano de gruesas paredes musculares. En una mujer que nunca ha estado embarazada, el útero tiene una longitud de aproximadamente 7,5 cm, un grosor de 1-2 cm y una anchura de unos 5 cm en su parte más amplia, y se sitúa enteramente en la cavidad pélvica. Durante el embarazo, el útero aumenta mucho de tamaño y se extiende hasta el abdomen. La parte del útero situada por encima de la entrada de las trompas de Falopio recibe el nombre de *fundus*. Por debajo del fundus se encuentra el cuerpo del útero, que en su parte inferior se convierte en el cuello del útero (cérvix). La vagina es un tubo de paredes finas que se extiende desde el cérvix hasta su abertura en el vestíbulo de los genitales externos.

INCISO EN 3 SEGUNDOS
El sistema reproductor femenino tiene varias funciones: produce los óvulos, segrega hormonas, recibe el esperma, ofrece el lugar para la implantación y después protege y hace posible el parto del bebé.

DISECCIÓN EN 3 MINUTOS
Durante la ovulación, un ovocito (óvulo inmaduro) es expulsado de la superficie del ovario y, normalmente, de modo inmediato entra por el extremo abierto de la trompa de Falopio. Una parte en forma de embudo de la trompa (infundíbulo) se abre cerca del ovario y unos procesos alargados (fimbrias) de la trompa se extienden por encima del ovario y los más largos se unen a la superficie del ovario. Parece ser que las fimbrias guían al óvulo hacia la parte interna (lumen) de la trompa de Falopio.

TEMAS RELACIONADOS
véanse también
PELVIS
página 28
SISTEMA REPRODUCTOR MASCULINO
página 150

MINIBIOGRAFÍAS
REGNIER DE GRAAF
1641-1673
Médico holandés que fue el primero en describir los folículos de Graaf, los folículos maduros del ovario preparados para expulsar un óvulo.

TEXTO EN 30 SEGUNDOS
Claire France Smith

Durante el embarazo, las paredes uterinas se expanden mucho para acomodar al bebé mientras crece y su fuerte pared muscular se hace más delgada.

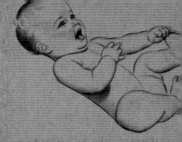

ÓRGANOS REPRODUCTORES FEMENINOS

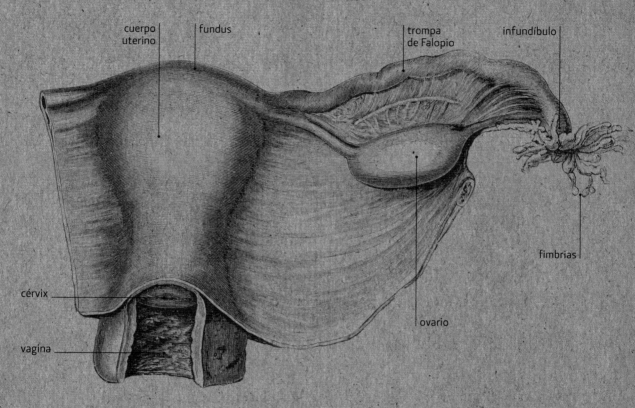

cuerpo uterino

fundus

trompa de Falopio

infundíbulo

fimbrias

cérvix

vagina

ovario

SECCIÓN TRANSVERSAL QUE MUESTRA LA POSICIÓN DEL ÚTERO

ÓVULO

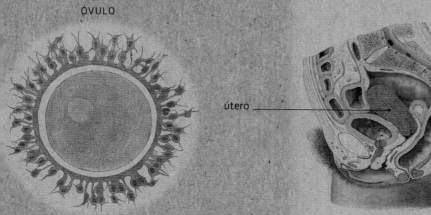

útero

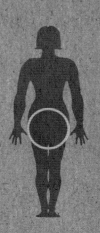

MÚSCULOS DEL SUELO PÉLVICO

la anatomía en 30 segundos

El suelo pélvico está formado por
la membrana perineal y los músculos del diafragma
pélvico y el plano perineal profundo. De estos,
el diafragma pélvico es la parte muscular principal.
Está formado por el músculo coccígeo y el músculo
elevador del ano, constituido a su vez por las fibras
musculares del pubococcígeo, el puborrectal
y el iliococcígeo. Las fibras del elevador del ano
se extienden desde las paredes óseas de la pelvis
hacia la línea media, donde se insertan. En ambos
sexos, esta unión se produce detrás del orificio anal
y en la mujer se encuentra también detrás de la
vagina. En la parte anterior de la pelvis, los músculos
están separados por una hendidura (hiato urogenital)
que permite la salida de la uretra de la pelvis; en la
mujer, la vagina también la atraviesa. El elevador
del ano ofrece soporte a los órganos pélvicos (útero,
ovarios y trompas de Falopio) y mantiene cerrados
la vagina y el ano. Los músculos situados detrás
del diafragma (en el plano perineal profundo) actúan
como un esfínter para la uretra y estabilizan el suelo
pélvico –una estructura de tejido conjuntivo en
la que se insertan los músculos del suelo pélvico–.
El cuerpo perineal mantiene la integridad del suelo
pélvico. Los músculos del suelo pélvico pueden
ser reforzados mediante los ejercicios de Kegel,
los cuales son especialmente útiles para mantener
la continencia urinaria.

INCISO EN 3 SEGUNDOS
El suelo pélvico es
una pared entre la pelvis
y el perineo cuya función
es dar soporte a los órganos
pélvicos y desempeñar un
papel en el mantenimiento
de la continencia.

DISECCIÓN EN 3 MINUTOS
Los músculos del suelo
pélvico pueden desgarrarse
y lesionarse durante el
parto. Para evitar este
desgarro, el médico puede
optar por realizar un corte
en los músculos del suelo
pélvico y la piel que hay
entre la vagina y el ano;
este procedimiento se
conoce como *episiotomía*.
Si el suelo pélvico se
desgarra, la mujer puede
sufrir un prolapso de la
vagina, el recto o la vejiga
urinaria.

TEMAS RELACIONADOS
véanse también
VEJIGA URINARIA
página 98
SISTEMA REPRODUCTOR
FEMENINO
página 144
SISTEMA REPRODUCTOR
MASCULINO
página 150
PERINEO
página 152

MINIBIOGRAFÍAS
ARNOLD KEGEL
1894-1981
Ginecólogo americano que
inventó los ejercicios de Kegel
para fortalecer el suelo pélvico.

TEXTO EN 30 SEGUNDOS
Gabrielle M. Finn

*Las dos partes del
elevador del ano, así
como la parte posterior
del orificio anal
y el tejido del cuerpo
perineal, dan fortaleza
a los músculos del
suelo pélvico.*

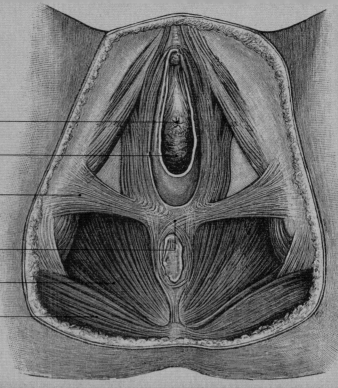

orificio uretral

orificio vaginal

músculos perineales transversos

cuerpo perineal

elevador del ano

glúteo mayor

SUELO PÉLVICO DE LA MUJER

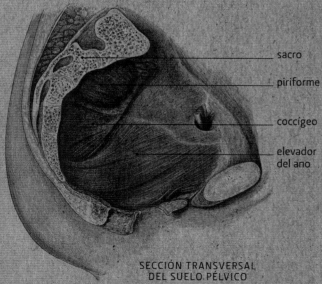

sacro

piriforme

coccígeo

elevador del ano

SECCIÓN TRANSVERSAL DEL SUELO PÉLVICO

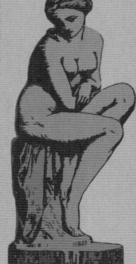

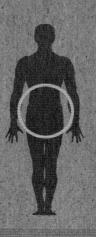

1718
Nace en Long Calderwood, South Lanarkshire, Escocia

1731
Graduado en Teología en la Universidad de Glasgow

1737
Empieza los estudios de medicina en Edimburgo

1741-1744
Se convierte en pupilo de William Smellie y se especializa en obstetricia en el hospital St. George de Londres

1743
Publica el artículo «Estructura y patología de los cartílagos articulares»

1746
Empieza a dar clases privadas de anatomía y cirugía

1756
Se convierte en médico licenciado

1762
Se convierte en médico extraordinario de la reina Charlotte

1767
Es nombrado socio de la Royal Society

1768
Es nombrado profesor de Anatomía de la Royal Society

1768
Abre su propia escuela, construye el teatro y el museo de anatomía en la calle Great Windmill de Londres

1769-1772
Profesor de Anatomía en la Royal Academy of Arts

1770
Construye una casa en Glasgow, la cual actualmente forma parte del Hunterian Museum y Art Gallery

1774
Publica *Anatomia uteri umani gravidi* («Anatomía del útero humano grávido») con grabados inspirados en los dibujos de Leonardo da Vinci

1775
Encarga la escultura de un cadáver diseccionado como ayuda pedagógica

1783
Muere en Londres

WILLIAM HUNTER

William Hunter, anatomista, médico y obstetra, aunó su amor por la medicina con su pasión por el arte. No tan solo era socio de la Royal Society, sino también profesor de Anatomía de la Royal Academy of Art. Cuando publicó su obra maestra *Anatomía del útero humano grávido*, en 1774, eligió los dibujos de Leonardo da Vinci como ejemplo del estilo claro de ilustración que deseaba; tuvo acceso a la obra de Leonardo porque los dibujos se encontraban en la colección real del castillo de Windsor y, por aquel entonces, él era médico extraordinario de la reina Charlotte (madre de quince hijos, de los cuales sobrevivieron trece hasta la edad adulta; probablemente un testimonio de la habilidad de Hunter como obstetra). Así pues, no es de extrañar que su monumento sea el Hunterian Museum y la Art Gallery (en la actualidad, parte de la Universidad de Glasgow), con base en la casa que él construyó en 1770.

Poseedor de una inteligencia discriminatoria, así como de un gran encanto, refinamiento y una inquebrantable ética en el trabajo, Hunter empezó su vida adulta como estudiante de teología; después estudió medicina en la Universidad de Edimburgo, antes de trasladarse al Hospital St. George de Londres en 1741.

Allí se convirtió en pupilo de su socio Scot William Smellie, que era especialista en obstetricia y pionero en el uso de los fórceps. Después de flirtear con la ortopedia, se convirtió en el mejor obstetra de Londres, con una clientela muy distinguida. Sin embargo, la anatomía era su primer y verdadero amor. Abrió su propia escuela de anatomía y cirugía, asistido por su hermano menor John, del cual fue mentor y maestro. William introdujo la práctica (habitual en Francia) de proveer a cada estudiante de su propio cadáver para diseccionar y encargó al escultor italiano Agostini Carlino la realización de un molde de un cadáver abierto como adecuada ayuda docente al tiempo que estética.

La práctica médica de Hunter y su labor docente le procuraron fama y grandes riquezas. Fue un hábil coleccionista de libros y antigüedades y donó sus colecciones a la nación (en la actualidad se encuentran en el Hunterian Museum y la Art Gallery). Desgraciadamente, su hermano John, cuya brillante carrera de anatomía patológica fue impulsada por William, poseía un carácter menos complaciente y riñó con su hermano tres años antes de la muerte de William. La herida nunca sanó.

SISTEMA REPRODUCTOR MASCULINO

la anatomía en 30 segundos

TEMAS RELACIONADOS
véase también
SISTEMA REPRODUCTOR
FEMENINO
página 144

MINIBIOGRAFÍAS
THOMAS HUNT MORGAN
1866-1945
Genetista americano que
descubrió los cromosomas
sexuales.

TEXTO EN 30 SEGUNDOS
December S. K. Ikah

INCISO EN 3 SEGUNDOS
Los órganos reproductores
masculinos incluyen
los testículos, el pene, la
uretra, el epidídimo, los
conductos deferentes,
los conductos eyaculadores
y tres glándulas (las seminales,
la próstata y la bulbouretral),
cuya función es producir
y segregar el semen.

DISECCIÓN EN 3 MINUTOS
Las células de Leydig
producen testosterona
durante el desarrollo
del feto y después
se mantienen dormidas
hasta la pubertad, cuando
empieza la producción de
espermatozoides. De los
alrededor de 120 millones
de espermatozoides que
se encuentran en un mililitro
de semen, solo es necesario
uno para fecundar el
óvulo. Un hombre que
habitualmente eyacula
menos de 10 millones
de espermatozoides
por mililitro nunca podrá
ser padre.

El sistema reproductor masculino está
formado por una red de tubos, que empiezan
en los testículos, y tres glándulas que crecen fuera
de los tubos durante el desarrollo. Su principal
función es producir y almacenar los espermatozoides
fértiles y después expulsarlos a través de los tubos
para que entren en el sistema reproductor femenino;
por otra parte, el desarrollo de los caracteres sexuales
masculinos, como el vello facial, depende de hormonas
segregadas por células de los testículos. En el interior
de cada testículo existen pequeños tubos tapizados
con dos tipos de células, las germinales, que producen
los espermatozoides, y las de Sertoli, que dan soporte
a los espermatozoides en desarrollo. En los testículos,
fuera de los tubos, se encuentran las células de
Leydig, las cuales producen testosterona, que regula
la producción de espermatozoides, son trasladados
hasta el epidídimo para su almacenamiento. Desde
el epidídimo, los espermatozoides son transportados
a través de los conductos deferentes y los conductos
eyaculadores hasta la uretra, la cual se extiende
hasta la punta del pene. Cuando hay estimulación,
las secreciones de la glándula bulbouretral
lubrican la uretra, mientras que las glándulas
seminales y la próstata bañan a los espermatozoides
y forman el semen. El pene, que deposita el semen
en la vagina, está rodeado por tres cilindros esponjosos
que se llenan de sangre para hacer posible la erección.

*Dentro del escroto,
el epidídimo es un
tubo enrollado dentro
del cual maduran
y se almacenan los
espermatozoides recién
producidos; conecta
los testículos con los
conductos deferentes.*

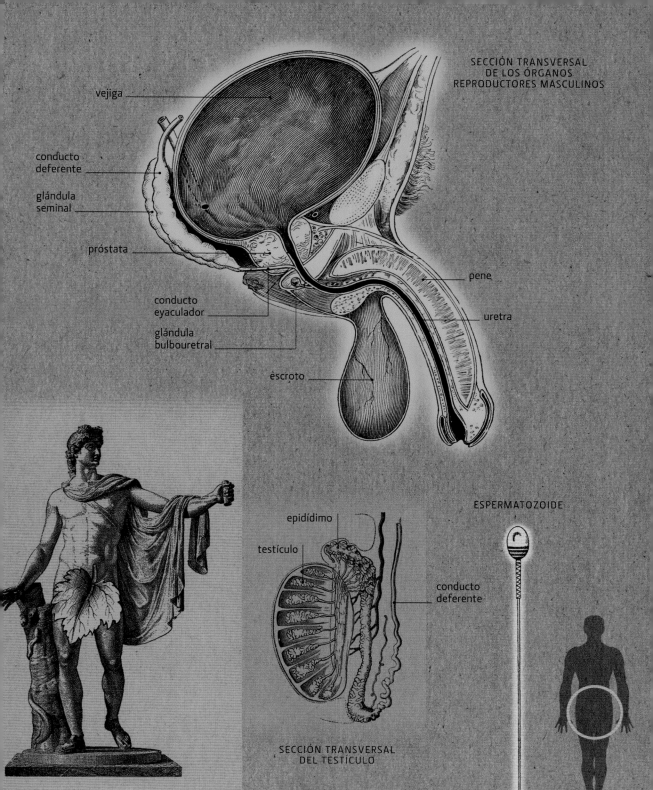

SECCIÓN TRANSVERSAL
DE LOS ÓRGANOS
REPRODUCTORES MASCULINOS

vejiga

conducto
deferente

glándula
seminal

próstata

conducto
eyaculador

glándula
bulbouretral

escroto

pene

uretra

ESPERMATOZOIDE

epidídimo

testículo

conducto
deferente

SECCIÓN TRANSVERSAL
DEL TESTÍCULO

PERINEO

la anatomía en 30 segundos

INCISO EN 3 SEGUNDOS
El perineo es la zona con
forma de rombo donde se
abren los órganos genitales
masculinos y femeninos,
el tracto urinario y el ano.

DISECCIÓN EN 3 MINUTOS
Estudios en roedores
demuestran que la distancia
anogenital, es decir, la
distancia entre el ano
y la base posterior del
escroto, está relacionada
con la fertilidad en los
machos; cuanto menor
es esta distancia, tanto
más baja es la fertilidad.
Además, la disminución
de esta distancia en los
roedores está relacionada
con la exposición a
productos químicos tóxicos
durante el embarazo.
Un estudio en humanos
de 2011 demostró que los
hombres con una distancia
urogenital muy corta
tienen un recuento
de espermatozoides
menor y de peor calidad
y menor concentración.

Los huesos sobre los que una persona
se sienta son las tuberosidades isquiáticas, situadas
a ambos lados de las caderas. El hueso púbico,
en la parte anterior, y el cóccix, por detrás, están
por encima de las tuberosidades isquiáticas.
Juntas, estas estructuras óseas configuran
el contorno en forma de rombo del perineo.
Una línea trazada entre las tuberosidades isquiáticas
divide el perineo en dos triángulos. El triángulo
urogenital anterior contiene el pene y el escroto
en el hombre y la vagina en la mujer; por detrás
de esta línea, tanto en el hombre como en la mujer
se encuentra el triángulo anal, el cual contiene el ano.
El techo del perineo es una capa formada por dos
músculos, el diafragma pélvico, mientras que el suelo
está formado por la piel y tejido fibrosos. En el
triángulo urogenital, el techo se halla reforzado por
un tejido fibroso que recibe el nombre de *membrana
perineal*. El tejido fibroso del techo y el suelo es
continuo y juntos crean el espacio externo del
perineo. En este espacio se encuentra la raíz
del pene o del clítoris, glándulas y músculos.
Los músculos del diafragma pélvico, la membrana
fibrosa perineal y los tejidos fibrosos profundos
se insertan en un tejido duro denominado *cuerpo
perineal*, el cual se encuentra justo delante
del orificio anal.

TEMAS RELACIONADOS
véanse también
SISTEMA REPRODUCTOR
FEMENINO
página 144
MÚSCULOS DEL SUELO
PÉLVICO
página 146
SISTEMA REPRODUCTOR
MASCULINO
página 150

MINIBIOGRAFÍAS
SIR RUTHERFORD ALCOCK
1809-1897
Cirujano británico que describió
el canal a través del cual entran
y salen del perineo el nervio,
la arteria y la vena pudendos.

TEXTO EN 30 SEGUNDOS
December S. K. Ikah

*El perineo, con forma
de rombo, que conecta
el pubis (por delante), el
cóccix (por detrás) y
las dos tuberosidades
isquiáticas (a los lados),
es dos veces más
largo en el hombre
que en la mujer.*

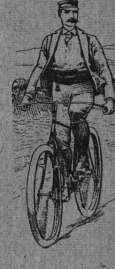

PERINEO MASCULINO

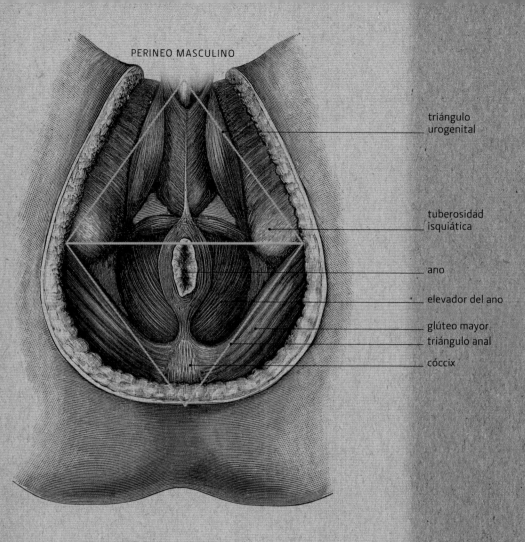

triángulo
urogenital

tuberosidad
isquiática

ano

elevador del ano

glúteo mayor
triángulo anal

cóccix

ESPACIO PERINEAL

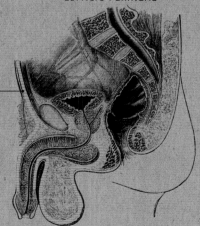

capa fibrosa
del suelo perineal

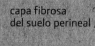

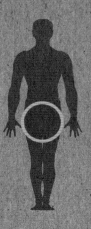

APÉNDICE

FUENTES

LIBROS

Atlas of Human Anatomy
Frank H. Netter
(Saunders; 5.ª ed., 2010)

Clinically Oriented Anatomy
Keith L. Moore, Arthur F. Dalley,
y Ann M. R. Agur
(Lippincott Williams & Wilkins;
6.ª ed., 2009)

Grant's Dissector
Patrick W. Tank
(Lippincott Williams & Wilkins;
15.ª ed., 2012)

Gray's Anatomy
Henry Gray
(1858; 40.ª ed., Arcturus Publishing, 2010)

Gray's Anatomy for Students
Richard L. Drake, A. Wayne Vogel,
y Adam W. M. Mitchell
(Churchill Livingston, 2010)

Human Physiology: An Integrated Approach
Dee Unglaub Silverthorn
(Benjamin Cummings, 2009)

Neuroanatomy: An Illustrated Color Text
Alan R. Crossman y David Neary
(Churchill Livingston, 2010)

PÁGINAS WEB

The American Association of Anatomists
http://aaatoday.org/
La AAA es una organización dedicada al avance de la ciencia anatómica a través de la investigación, docencia y actividades de desarrollo profesional.

The Anatomical Society
http://www.anatsoc.org.uk/
La Anatomical Society, fundada en 1887, es una sociedad pedagógica de carácter benéfico. Su objetivo es la promoción, desarrollo e investigación avanzada y docencia en todos los aspectos de la ciencia anatómica. Alcanza estos objetivos mediante la organización de encuentros científicos, la publicación del *Journal of Anatomy and Aging Cell* y la convocatoria de los premios anuales de becas de doctorado, subvenciones y galardones.

Instant Anatomy
http://www.visiblebody.com/
Una completa herramienta de visualización, *Visible Body* es una página web de anatomía humana virtual que contiene figuras muy detalladas y anatómicamente precisas en tres dimensiones de todos los sistemas del cuerpo humano. También incluye vídeos tutoriales.

NOTAS SOBRE LOS COLABORADORES

Judith Barbaro-Brown es miembro docente de la School for Medicine & Health de la Universidad de Durham. Inicialmente podóloga, trabajó en el Servicio Nacional de Salud británico antes de pasar a la docencia de la podología. Actualmente enseña Anatomía Musculoesquelética, Clínica e Histología y trabaja como consultora educativa en diversos colegios profesionales del Reino Unido.

Jo Bishop es director curricular del programa Graduate Entry in Medicine (GEM) en el College of Medicine de la Universidad Swansea. Supervisa el diseño, estructura y desarrollo curricular del GEM para asegurar la alineación y adhesión a los principios docentes médicos contemporáneos. Jo Bishop tiene un doctorado y escribe también artículos de anatomía.

Andrew Chaytor tiene un doctorado en Fisiología Cardiovascular y Farmacología de la Universidad de Gales, Cardiff. Es un ponente de la School of Medicine and Health de la Universidad de Durham, donde dirige investigaciones sobre docencia médica. Ha dado clases de Anatomía, Fisiología y Farmacología en la Sunderland School of Pharmacy.

Gabrielle M. Finn es profesora de Anatomía en la Universidad de Durham. Tiene un doctorado en Docencia Médica y se dedica a la investigación sobre temas relacionados con la anatomía, la pedagogía y la profesionalidad médica y enseña anatomía y clínica. Es miembro del consejo de la Anatomical Society, miembro del Federative International Programme for Anatomical Education (FIPAE) y socia del Center for Excellence in Teaching and Learning (CETL).

December S. K. Ikah se dedicó a la medicina general al mismo tiempo que desarrollaba su labor docente en Anatomía Humana en la Universidad Níger Delta de Nigeria. Obtuvo un doctorado médico en Neurotoxicidad de los Nanomateriales de la Universidad de Liverpool. Como socio docente de la School of Medicine and Health de la Universidad de Durham, el doctor Ikah da clases de Anatomía Humana y Clínica y dirige investigaciones sobre educación médica.

Marina Sawdon es fisióloga cardiovascular y tiene un doctorado de la Universidad de Durham, donde es profesora de Fisiología de la medicina cardiovascular, respiratoria y renal. Fue coeditora fisióloga de *Anaesthesia and Intensive Care Medicine Journal*. Investiga sobre fisiología cardiovascular de todo el cuerpo y educación médica.

Claire France Smith es miembro de la Faculty of Medicine de la Universidad de Southampton. Es profesora en el Center for Learning Anatomical Sciences. Ha enseñado anatomía a profesionales médicos, odontólogos y sanitarios de todos los niveles para el examen del Royal College of Surgeons. Es miembro del consejo de la Anatomical Society y miembro del Education Commitee.

ÍNDICE

AGRADECIMIENTOS

CRÉDITOS DE LAS ILUSTRACIONES
La mayoría de las ilustraciones de este libro
se crearon a partir de *Anatomy of the Human
Body*, de Henry Gray, F. R. S. (1918) y *Anatomy
Descriptive and Surgical*, de Henry Gray F. R. S. (1905).

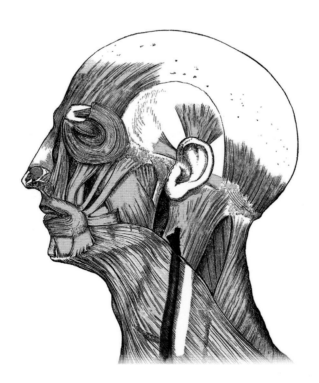